高等院校医学实验教学系列教材

编审委员会主任委员　马晓健
编写委员会总主编　邬贤斌

医学细胞生物学实验指导与习题

主　编　唐根云　牛友芽
副主编　李莎莉　黄雪霜　王　波
编　者（以姓氏笔画为序）
王　波　牛友芽　李　彬
李莎莉　吴培赛　贺　娟
唐根云　黄雪霜　蒋玉红

科学出版社
北　京

内 容 简 介

本书是医学类本科生的专业基础课教材，分为两部分。第一部分介绍了医学细胞生物学常见的18种实验方法，具体包括普通光学显微镜的构造和使用方法、细胞基本形态和结构的观察及生物绘图、相差显微镜的原理与应用、线粒体的活体染色、细胞膜的通透性、细胞中DNA的染色与观察、细胞计数与细胞活力的鉴定、动物细胞传代培养、细胞冻存与复苏、小鼠皮肤成纤维细胞的原代培养、细胞骨架的制备与观察、细胞化学融合实验、细胞增殖的检测、人体外周血淋巴细胞培养及染色体标本制备、人类染色体的形态观察、核型分析、X染色质的标本制备和观察、荧光显微镜的原理与使用。第二部分根据理论教材的章节编写了复习题及参考答案。

本书适用于医学高等院校的本科生、专科生，也可供农、林院校细胞生物学实验教学和参考使用。

图书在版编目（CIP）数据

医学细胞生物学实验指导与习题 / 唐根云，牛友芽主编. —北京：科学出版社，2020.3

ISBN 978-7-03-062998-2

Ⅰ. ①医… Ⅱ. ①唐…②牛… Ⅲ. ①医学–细胞生物学–实验–高等学校–教学参考资料 Ⅳ. ①R329. 2-33

中国版本图书馆CIP数据核字（2019）第254038号

责任编辑：周　园 / 责任校对：郭瑞芝
责任印制：李　彤 / 封面设计：陈　敬

科学出版社出版
北京东黄城根北街16号
邮政编码：100717
http://www.sciencep.com

三河市骏杰印刷有限公司印刷
科学出版社发行　各地新华书店经销
*
2020年3月第　一　版　开本：787×1092　1/16
2026年1月第六次印刷　印张：9 1/4
字数：242 000

定价：48.00元

（如有印装质量问题，我社负责调换）

高等院校医学实验教学系列教材

编审委员会

主任委员　马晓健

委　　员　（按姓氏笔画排序）

田小英　向开祥　李　青　李树平
饶利兵　蒋乐龙　谢日华

编写委员会

总 主 编　邬贤斌

编　　委　（按姓氏笔画排序）

牛友芽　田玉梅　刘立亚　刘理静
刘新岗　李　兵　李小琳　杨　渊
杨懿农　陈立军　郑莉茗　胡昌军
胡祥上　柳　洁　饶利兵　祝铭山
唐根云　廖吾清

秘　　书　刘新岗　朱　宁

前　言

笔者长期从事医学细胞生物学的理论和实验教学工作，编写此书是因为我校的医学生在学习的过程中希望有一本实验指导与复习思考题相结合的教材，以利于更好地学习和巩固医学细胞生物学的理论知识。

作为我校医学细胞生物学课程负责人，笔者始终致力于细胞生物学的教学与科研工作，医学细胞生物学课程是高等学校医学类各专业的基础课程，往往在大一开设，为医学生之后学习生理学、生物化学、分子生物学和组织胚胎学等课程打下基础。而且该门课程对医学生的科研工作也有很大帮助，细胞生物学不仅是生命科学的重要基础学科和前沿学科，还与转化医学密切相关。生命科学领域及医学领域的许多重大发现和进步都离不开细胞生物学实验技术的不断创新和发展。医学细胞生物学是一门实验性很强的学科，而且各院校开设的实验内容各具特色，因此笔者结合本校特色，根据细胞与遗传学教研室多年积累的教学经验，并参考大量的国内外相关资料编写了这本《医学细胞生物学实验指导与习题》。本书第一部分是 18 个医学细胞生物学实验，对其中一些实验材料和方法进行了改进，力求使其既适用于本校医学细胞生物学课程的实验教学，也适用于其他医学院校医学细胞生物学实验课程。第二部分为习题，与本校理论课教学所用的教材配套编写而成，因此本书也可以作为理论教学的辅导资料。

感谢教研室协助本书编写和校稿的每一位教师，感谢科学出版社的编辑以及其他相关工作人员，他们的悉心审稿和认真工作，使本书的出版成为现实，使我校学生能够有一本与教材配套的实验指导与习题参考资料，以激发他们的学习兴趣和积极性。

限于编者的水平，书中疏漏及不足之处在所难免，恳请广大师生在使用过程中加以批评指正。

唐根云　牛友芽

2019 年 6 月于湖南医药学院求真楼

目　　录

细胞生物学实验室守则

一、实验课程序与要求

1. **课前预习** 在上实验课前认真预习实验指导中的实验内容及教材中的有关章节，必须对实验的目的、要求、基本原理、内容、方法和操作步骤有一定的了解，并提前写好实验预习报告。

2. **进入实验室** 上实验课时必须带实验指导、实验报告和完成实验报告的文具，穿好实验服（白大褂）进入实验室，按指定座位入座。不能在实验室吃东西。

3. **教师讲解** 教师对实验内容的具体安排及注意事项等进行讲解和示教（20～35 分钟），根据实验的难易程度在讲解过程中安排示教内容。

4. **独立操作和观察** 实验一般要求独立操作，部分实验两人一组。在实验过程中要按实验指导和教师讲解内容认真操作，仔细观察，做好实验记录。基本实验技能的训练必须严格按照规定的操作程序进行，反复练习，切实掌握，直到能够熟练操作。要求学生观察和操作时做到严肃、仔细和认真，自觉养成一丝不苟的科研精神。

5. **教师指导** 在实验过程中，部分同学会遇到困难和问题，此时可以举手请教师指导，从而在实验过程中掌握更多的技能，顺利完成实验内容。

6. **实验报告** 实验结束后，根据观察和记录的实验结果，实事求是地完成实验报告，不得抄袭教师示教的实验结果或其他同学的实验报告。实验报告在每次实验课结束时完成并交给学习委员，学习委员将报告按学号顺序从小到大排列整齐后，再交给授课教师，由教师进行批改和保存。

二、实验规则与注意事项

1. 每位学生必须严格遵守实验室规则，上实验课时不得迟到、早退或无故缺席，患病或有事需请假时，必须向任课老师上交请假条。

2. 实验前须携带实验指导、实验报告纸、绘图工具（2H 或 3H 铅笔、橡皮、直尺或三角板）和撰写实验报告用的文具。

3. 实验前，必须认真检查所用仪器、药品、标本片等是否完好、齐备，如有缺损须向老师报告，自己不得随意调换标本、仪器等。

4. 使用光学显微镜时，必须对号入座，使用相应编号的显微镜，如果显微镜有问题应告知教师，并在对应的实验登记本上进行登记。

5. 培养良好的社会公德，爱护学校财产，严格遵守操作说明，爱惜仪器设备和标本材料，节约药品和水电。如有损坏标本、仪器等应立即报告，主动登记，说明情况，按照规定酌情赔偿。

6. 严禁穿背心、拖鞋、短裤进入实验室，进入实验室后要安静，不得大声嬉笑或随意走动。不得在实验室内吸烟、吐痰、吃东西；不能将与实验无关的物品带入实验室；更不能将实验室物品带出实验室；不准在实验台、仪器和墙壁上乱涂乱画，不得乱扔纸屑和其他杂物，必须保持实验室的公共卫生。

7. 在实验过程中，仪器设备发生故障或损坏时，应切断电源，并立即报告任课老师以及时处理。

8. 实验中使用易燃、易爆、有毒试剂或传染性强的物质时，应严格操作，注意自我保护，如发生意外，应立即报告任课老师。

9. 实验结束后，将仪器设备放回原处，实验用具洗净晾干，标本放回标本盒。实验用的废物按要求放于指定地点，清理所用过的实验台面。值日生负责清扫实验台和地面，关好水、电开关和窗户。经任课老师检查后，方可离开实验室。

第一部分　医学细胞生物学实验

实验一　普通光学显微镜的构造和使用方法

一、实 验 目 的

1. 了解普通光学显微镜的构造和成像原理。
2. 掌握低倍镜、高倍镜和油镜的使用方法。
3. 了解光学显微镜的维护方法。

二、实 验 原 理

普通光学显微镜简称光镜，是最通用的一种光学显微镜。显微镜主要由目镜、物镜、聚光镜、光源、载物台和支架等部件组成。普通光学显微镜的成像原理：目镜、物镜和聚光镜各相当于一个凸透镜，被观察的标本置于聚光器与物镜之间，物镜可使标本在物镜上方形成一个倒立的放大实像（倒像）。目镜将此倒像进一步放大成像于观察者的视网膜上，形成一个直立的实像（正像）。显微镜中放大倒立的虚像与视网膜上直立的实像是相互吻合的。

三、实验器材和试剂

1. 器材　普通光学显微镜、擦镜纸。
2. 试剂　香柏油、二甲苯（或乙醚-乙醇，2∶3 混合液）。
3. 文字片、毛发交叉片、血涂片、细胞器永久玻片标本。

四、实验方法与步骤

（一）普通光学显微镜的基本构造

普通光学显微镜主要包括三部分：机械部分、照明部分和光学部分。

1. 机械部分　显微镜机械部分的主要作用是固定与调节光学镜头，固定与移动标本位置。该部分由镜座、镜柱、镜臂、镜筒、物镜转换器、载物台、调焦装置等组成。

（1）镜座：支撑整个显微镜，老式显微镜装有反光镜，起聚光作用，现代普通显微镜装有照明光源。

（2）镜柱：镜座上面直立的短柱，连接镜座和镜臂。

（3）镜臂：作用是支撑镜筒和载物台。

（4）镜筒：镜筒上端用于放置目镜，下端连接物镜转换器，因为物镜的放大率是对一定的镜筒长度而言的，镜筒长度的改变会影响放大倍率和成像质量。国际上将显微镜的标准镜筒长度定为 160mm。镜筒有单筒式和双筒式两种，目前双筒显微镜比较多（图 1-1）。双筒目镜可以两眼同时观察以减轻眼睛的疲劳。

（5）物镜转换器：物镜转换器上可以安装 3～4 个物镜，一般常安装 3 个（低倍 10×、高倍 40×、油镜 100×)。转动转换器，可以按需要使用不同的物镜，物镜与镜筒上的目镜构成一个放大系统。

(6)调焦装置：显微镜上装有粗调节器(粗准焦螺旋)和细调节器(细准焦螺旋)，可以调节焦距。粗准焦螺旋调节的幅度大，可迅速调节物镜与标本间距离找到物像。在使用低倍镜时，首先调节粗准焦螺旋找到物像。细准焦螺旋调节幅度较小，适用于粗调后或者高倍镜和油镜聚焦时进行精细调节。

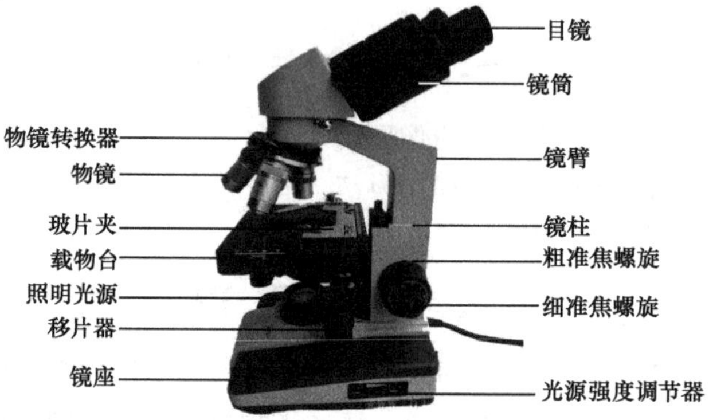

图 1-1 普通光学显微镜

2. 照明部分 安装在载物台的下方，包括照明光源(或反光镜)、聚光器、光圈。

(1)照明光源(或反光镜)：电光源普通光学显微镜没有反光镜，在显微镜镜座上装有光源，并有电流调节螺旋，可通过调节电流大小调节光照强度。反光镜是一个可以随意转动的双面镜，一面为平面，一面为凹面，其作用是可以将投射在它上面的光线反射到聚光器透镜的中央，照明标本。

(2)聚光器：在载物台下面，由一组聚光透镜和升降螺旋组成。聚光器安装在载物台下，其作用是将光源或者反光镜反射来的光线聚焦于样品上，以得到最强的照明，使物像变得明亮清晰。

(3)光圈：又称可变光阑，在聚光透镜的下方，由十几张金属薄片组成，中心部分形成圆孔。其作用是调节光强度，使聚光透镜的数值孔径与物镜的数值孔径相适应。在观察时，通过光圈的调节把视场光阑开启到视场周缘的外切处，使不在视场的物体得不到任何光线的照明，避免散射光的干扰。

3. 光学部分

(1)目镜：安装在镜筒上端，为双筒目镜，常用 10×的目镜。

(2)物镜：安装在镜筒前端转换器上的物镜一般有 3～4 个，分为低倍镜、高倍镜和油镜三种，通常在物镜上标有放大倍数和镜口率(图 1-2)。

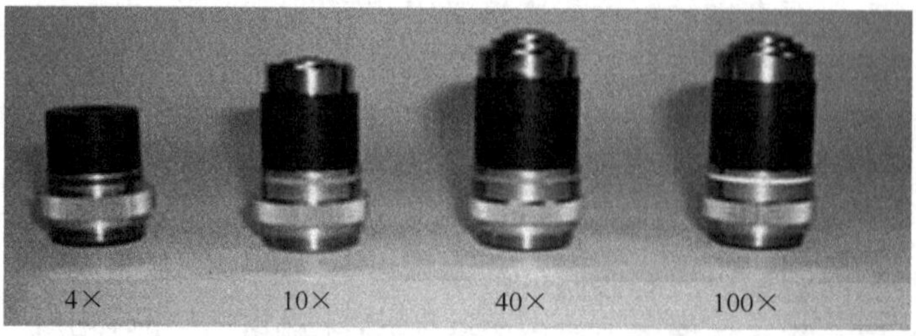

图 1-2 不同放大倍数的物镜

（二）普通光学显微镜的使用方法

1. 低倍镜（10×）的使用

（1）先将显微镜放在离实验台边缘至少 10cm 处。

（2）打开显微镜的电源开关，然后把低倍镜镜头对准载物台中央的通光孔。

（3）放置玻片标本：先用眼睛观察确定玻片标本（细胞器永久玻片标本）的正反面和标本的大致位置，再将玻片标本正面（盖玻片面）朝上放置在载物台上并用弹簧夹夹好，用推进器将玻片标本上的标本移到载物台的通光孔处，即聚光镜的正上方，进行观察。

（4）调节焦距：首先从显微镜的侧面注视物镜镜头，同时转动粗准焦螺旋，使载物台上升到最高的位置，缓慢地转动物镜转换器使低倍镜头对准通光孔，然后一边从目镜观察里面的视野，一边缓缓转动粗准焦螺旋，使载物台缓慢下降至视野中出现物像。筛选出需进一步观察的物像，并将物像移动到视野中心。如果物像不太清晰可以调节细准焦螺旋。

2. 高倍镜（40×）的使用

（1）转换高倍镜镜头：从显微镜侧面注视着物镜，缓慢地转动转换器使高倍镜头对准通光孔。

（2）调节焦距：将视野稍微调亮，从目镜观察的同时稍微调节细准焦螺旋，获得清晰的物像。

3. 油镜（100×）的使用方法

（1）先按低倍镜到高倍镜的操作步骤找到物像，把要放大观察的部分移到视野中央。

（2）把高倍镜移开，在标本盖玻片通光孔上方滴一滴香柏油，眼睛从侧面注视镜头，轻轻转换油镜，使镜面浸在油滴中，然后从目镜一边观察一边调节细准焦螺旋，直至看到清晰的物像。调节视野亮度，选择最适亮度。

（3）擦拭镜头：观察完毕，先用干的擦镜纸擦掉黏在镜头上的香柏油，再用擦镜纸蘸二甲苯（或乙醚-乙醇，2∶3 混合液）擦拭镜头及周围。

4. 显微镜使用练习

（1）低倍镜使用练习：取一张文字片（A 字片），用低倍镜观察。练习对光、调焦，并注意观察物像与玻片移动方向是否一致，镜下观察的字母是正像还是倒像。

（2）高倍镜使用练习：取一张毛发交叉片，先用低倍镜观察，找到毛发交叉点，移动到视野中央，换高倍镜观察。调节焦距，注意观察上、下毛发的清晰度。

（3）油镜使用练习：取一张血涂片，依次用低倍镜、高倍镜观察，再练习用油镜观察。注意比较三种物镜的放大倍数和分辨率有何不同，练习擦拭油镜镜头。

五、实验结果和记录

1. 低倍镜的练习　用蛙血涂片在 10×的物镜下练习寻找观察物像，探索快速找到观察物像的方法。用字母 A 字片在显微镜下左右前后移动玻片，观察玻片的字母和显微镜下观察的字母有什么不同。

2. 高倍镜的练习　取红、绿羊毛交叉片，先在低倍镜下找到羊毛，并将红、绿羊毛的交叉点移到视野的中央，再换高倍镜观察，通过调节细准焦螺旋，观察是否能够同时看清楚交叉的两根羊毛。

3. 油镜的使用　取血涂片，先用低倍镜找到红细胞，再换高倍镜观察，将要观察的物像移到视野中央，将高倍镜移开，在标本盖玻片样本处滴加香柏油，转换油镜，使镜面浸在油滴中，一边观察一边调节细准焦螺旋直到物像清晰，比较高倍镜与油镜的区别。观察结束后练习擦拭油镜镜头，放回玻片。

六、注 意 事 项

1. 取显微镜时必须右手握住镜臂，左手托镜座，切忌单手随意斜提显微镜，以防显微镜镜头或者其他零部件掉落。

2. 显微镜的目镜和物镜镜头不能用手指直接摸、擦，也不能用餐巾纸、手帕等擦拭，只能用擦镜纸擦拭。

3. 不可随意拆卸显微镜的零部件。

4. 使用时要严格按步骤操作，掌握粗准焦螺旋、细准焦螺旋的转动方向与载物台升降的关系。只有使用低倍镜时才转动粗准焦螺旋调焦，高倍镜和油镜只能用细准焦螺旋调焦，必要时在载物台上升时眼睛可以注视物镜镜头，防止压碎玻片而损伤镜头。

5. 观察有液体的临时标本时要加盖玻片，以免液体污染镜头和载物台，如果显微镜被污染要立即报告指导教师。

6. 转换物镜时应转动物镜上方的旋转器，不能手持物镜转换；更换标本玻片时，将物镜的镜头转离载物台，方可取下或放置标本玻片。

7. 长时间不使用显微镜时，需将显微镜电光源的亮度调到最暗，或者将电源关掉。

8. 显微镜使用完毕后，必须复原，其具体步骤是，先转动转换器使物镜镜头离开通光孔，再取下玻片，下降载物台，将显微镜电光源调到最暗，再关闭电源，盖上显微镜外罩，不可使显微镜在直射光线下暴晒。

七、作业与思考题

1. 简述显微镜的规范使用步骤。

2. 为什么使用高倍镜和油镜时，必须从低倍镜开始？

3. 如果在高倍镜下未找到所需要观察的物像，应该从哪些方面找原因并解决问题？

4. 为什么红、绿羊毛交叉的位置不能够同时观察清楚？

实验二　细胞基本形态和结构的观察及生物绘图

一、实 验 目 的

1. 熟悉动、植物和人的细胞基本形态及结构。
2. 初步掌握临时玻片的制备方法。
3. 掌握光学显微镜下所见细胞、组织结构的绘图记录方法。

二、实 验 原 理

细胞是生物体结构和功能的基本单位。细胞种类非常多，而且形态各异，有球形、椭圆形、扁平形、长梭形、星形等。虽然细胞的形态结构各异，但是有其共同的基本结构特点，在普通光学显微镜下，一般可以观察到细胞膜、细胞质和细胞核三个基本结构，如果是植物细胞还可以观察到细胞壁。细胞内的各种细胞器，如线粒体、高尔基体、中心体、核仁、染色体等，需要经过一定的固定染色技术处理后，才可以在光学显微镜下观察到。

形态结构与功能相关是大多数细胞的特点，尤其是分化程度较高的细胞更加明显。例如，皮肤表层的上皮细胞具有保护作用，多呈扁平状；血细胞呈游离状态，起运输、携带氧及二氧化碳的作用，一般为圆形、椭圆形或圆饼状；肌肉细胞具有收缩功能，一般呈长梭形或条形。

三、实验器材和试剂

1. **器材**　光学显微镜、擦镜纸、载玻片、盖玻片、滤纸条、消毒牙签等。
2. **试剂**　1%碘液。
3. 人口腔黏膜上皮细胞、洋葱鳞茎、蛙血涂片、人血涂片。

四、实验方法与步骤

（一）人口腔黏膜上皮细胞临时玻片标本的制备

1. **取干净载玻片**　用左手的中指和拇指将载玻片长轴的两端夹住，检查载玻片是否干净，如果不干净需要用擦镜纸上下均匀地擦拭到透明为止。

2. **取上皮细胞**　载玻片中央滴 1 滴 1%碘液；用一根消毒的牙签轻轻刮取口腔内脸颊部任何一侧的上皮（如条件允许，刮取细胞前先漱口更好）。一般刮 3～5 次，然后将牙签刮取的上皮细胞涂在载玻片上的碘液中，并搅动几下使细胞分散开。

3. **盖盖玻片**　用镊子夹取干净的盖玻片，将其一侧先接触标本旁的碘液，再缓缓盖上盖玻片，避免产生气泡，盖玻片周围溢出的液体用滤纸条吸去。

（二）洋葱鳞茎内表皮细胞临时玻片标本的制备

1. 取干净的载玻片，滴 1 滴 1%碘液，用剪刀把剥开的洋葱鳞茎剪成边长约为 5cm 的正方形小块，用镊子轻轻撕取质膜内表皮，该表皮无色透明，将其置于载玻片上的碘液中央铺平。

2. **盖盖玻片**　用镊子夹取干净的盖玻片，将其一侧先接触标本旁的碘液，再缓缓盖上盖玻片，避免产生气泡，盖玻片周围溢出的液体用滤纸条吸去。

（三）普通光学显微镜观察玻片标本

1. 首先将自己制作的临时玻片标本放在显微镜旁边的桌面内侧，防止打碎，然后按照先低倍镜后高倍镜的观察顺序观察。对于肉眼可以观察到标本的玻片，如洋葱鳞茎内表皮，将方形的标本块置于通光孔的上方，更易于快速观察到标本。

2. **蛙血涂片的观察** 蛙血涂片在圆形盖玻片的中间位置，要将红色的标本块放到通光孔处，否则会很难找到标本。

3. **人血涂片的观察** 人血涂片没有盖玻片，因此要注意使标本所在玻片的正面朝上，如果放反，会出现在低倍镜下观察到血细胞，但是在高倍镜下观察不到的现象，因为高倍镜的工作距离短，无法到达玻片的另一侧。

（四）生物绘图

生物绘图是形象描述生物外部形态和内部结构的一种重要的科学记录方法，与一般的美术绘图不同，生物绘图要求真实准确地记录实验结果。在科学研究中常用生物绘图方法来记录和反映生物的形态结构特征。用生物绘图的方法记录光学显微镜下所观察到的标本形态和结构是医学细胞生物学实验报告的重要组成部分。

生物绘图的基本要求和方法如下：

1. **基本工具** HB、3H 或 2H 铅笔，绘图橡皮，直尺。

2. 生物绘图一定要用铅笔，而且铅笔要保持尖锐。图中的各部分以点和线来表示。先用线条轻轻地勾画物像的轮廓，线条要明确清晰。物像中的明暗（即深浅）部分用点的疏密表示，注意是用铅笔尖垂直向下打点，用力均匀，点要圆并且大小一致，不能用涂阴影代替。

3. 绘图要在仔细观察和正确分析的基础上，选择有代表性的、典型的、最能够说明生物体形态特征的物像进行描绘。同时在绘图过程中应该注意各部分结构的形态、大小、比例关系和明暗对比，做到真实、准确地描绘出生物的形态结构。

4. 用直尺在图的右侧引出水平线，各引线间隔要均匀且末端要整齐地处在同一垂直线上。用铅笔进行标注，字体要端正整齐，最好用正楷字体把结构名称标注在引线末端，以横排的方式书写。

5. 在图的正下方注明图的名称及显微镜的放大倍数。

五、实验结果和记录

1. **人口腔黏膜上皮细胞临时玻片标本的观察** 将制备好的口腔黏膜上皮细胞玻片标本放在玻片夹上，先用 10× 的低倍镜观察，首先找到较分散的染成黄色的口腔黏膜上皮细胞，调节细准焦螺旋直到观察清晰。在低倍镜下可见人口腔黏膜上皮细胞呈扁平或多边形，形状不规则，单个或者多个细胞连在一起。选择轮廓清晰、无重叠、细胞核明显的细胞，移到视野中央，然后再转换高倍镜进行观察。可观察到细胞外形扁平，不规则，细胞中央有一个被染成深黄色的细胞核，细胞质染色较浅，分布在细胞核与细胞膜之间（图 2-1）。

2. **洋葱鳞茎内表皮细胞临时玻片的观察** 将制备好的洋葱鳞茎内表皮细胞玻片放在载物台用玻片夹夹好，转动物镜转换器将 10× 物镜转换到通光孔上方，调节粗准焦螺旋，直到物像比较清晰。可观察到许多排列整齐、紧密的长柱形细胞（图 2-2）。

（1）细胞核：染色较深，位于细胞中央或靠近细胞边缘，呈圆形或者卵圆形。

（2）细胞壁：图中看到网格状的结构是细胞壁，是细胞最外面较厚的结构，是植物细胞的重要结构特征之一，由一层纤维素组成。细胞膜位于细胞壁内侧并与其紧密相贴，光学显微镜不容易区分。

（3）细胞质：在细胞膜与细胞核之间染色比较浅的区域是细胞质。

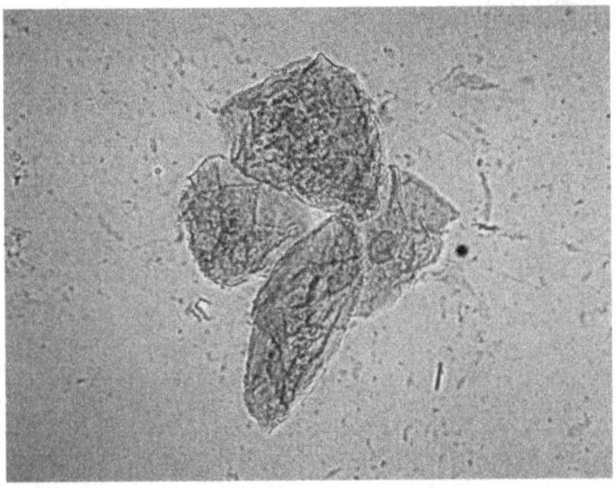

图 2-1　人口腔黏膜上皮细胞（400×）

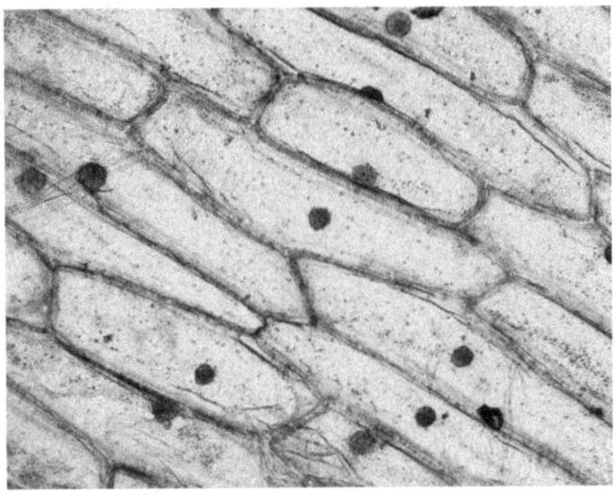

图 2-2　洋葱鳞茎内表皮细胞（100×）

3. 蛙血涂片（或蟾蜍血涂片）**的观察**　显微镜高倍镜视野中可观察到青蛙或者蟾蜍血红细胞为椭圆形，细胞质浅红色，细胞核呈椭圆形（图 2-3）。

4. 人血涂片的观察　将人血涂片标本放在玻片夹上夹好，先用低倍镜观察血涂片，选择细胞分布均匀、无重叠的细胞区域进行观察，如果要观察白细胞需要找到有核细胞较多的区域进行观察，然后转换高倍镜仔细观察红细胞和白细胞（图 2-4）。

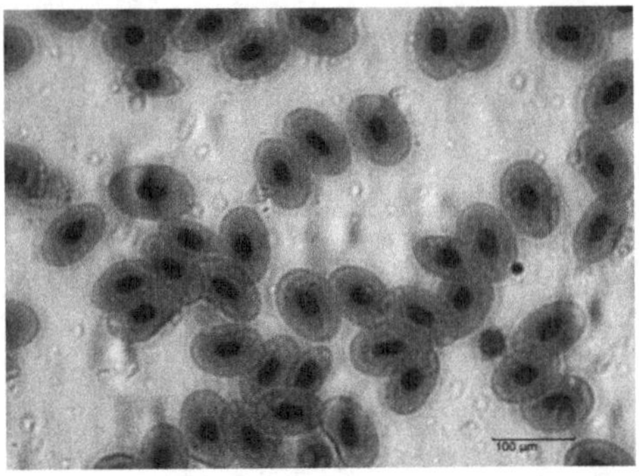

图 2-3　蛙血涂片（400×）

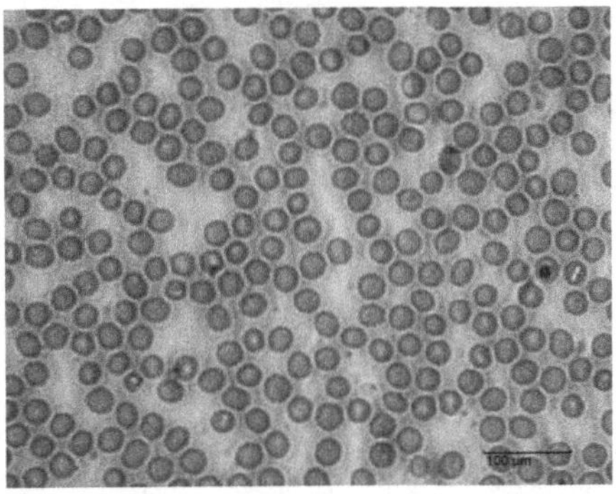

图 2-4　人血涂片（400×）

六、注 意 事 项

1. 制作临时玻片标本时染液不能滴得太多，如果液体溢出盖玻片，需要用滤纸或者吸水纸吸掉，防止污染显微镜镜头。

2. 蛙血涂片只有盖玻片的中央有一小块红色的涂片，因此首先要看到红色涂片标本在通光孔处，然后再转换低、高倍镜进行调节，才能观察到蛙血红细胞。

七、作业与思考题

1. 按生物绘图的方法绘制人口腔黏膜上皮细胞、洋葱鳞茎内表皮细胞、蛙血红细胞的图，每种标本绘一个细胞，并注明细胞各部分结构的名称。

2. 举例说明细胞的形态结构与功能的关系。

附：试剂配制

1%碘液：称取碘 1g、碘化钾 8g 加蒸馏水至 100ml（同时搅拌），避光保存。

实验三　相差显微镜的原理与应用

一、实 验 目 的

1. 了解相差显微镜的构造及工作原理。
2. 掌握相差显微镜的正确使用方法和应用。

二、实 验 原 理

普通光学显微镜观察的标本需要进行固定和染色后才能进行观察。但是在实验过程中，有时候需要对不加固定、染色的样品进行观察，或者直接观察活细胞，这需要特殊的光学系统设备——相差显微镜（图 3-1）。

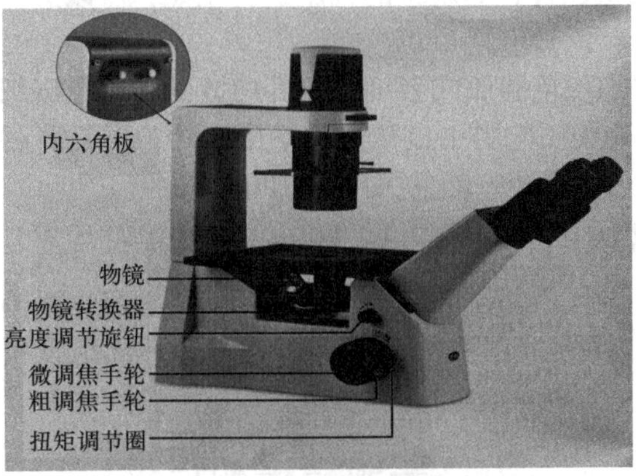

图 3-1　相差显微镜

1935 年，荷兰科学家 Zernike 发明了相差显微镜，这种显微镜可将物体本身的相位差转换成振幅差，它可以用来观察未染色的标本。相差显微镜是利用光的衍射和干涉现象，将透过标本的光线光程差或相位差转换成肉眼可观察的振幅差的显微镜。可见光波的波长（频率）的变化决定颜色的不同；振幅变化则表现为亮度（明暗）的不同。在人的视觉系统中，光波的波长（频率）和振幅（亮度）的改变能够被人的眼睛所辨别。光在通过活细胞时，波长和振幅几乎没有改变，但是细胞各结构的密度不同，通过致密部分（细胞核）的光线速度会变慢，与通过相邻部位（细胞质）的光线之间产生相位差或者光程差，这种差异人眼分辨不了，但是相差显微镜能够将标本对光的衍射差异转变成明暗差异，因此观察者可以看到普通光学显微镜难以观察的未经染色的标本及活细胞的形态结构。观察培养细胞的形态特征常用相差显微镜，光源和聚光镜装在载物台的上方，相差物镜在载物台的下方，因此可以把细胞培养皿和细胞培养瓶放在载物台上直接观察细胞的生长情况和状态。相差显微镜能够观察活细胞的运动情况，但是由于大部分细胞运动缓慢，难以在短时间内完成观察，需要用摄像系统对细胞的运动进行摄像。相差显微镜主要用于观察活体细胞、不染色的组织切片或缺少反差的染色标本，但切片一般不宜过厚，以不超过 20μm 为宜，载玻片须均匀一致，厚度在 1mm 左右，盖玻片也以 0.17～0.18mm 的厚度为宜。

三、实验器材和试剂

1. **器材** 相差显微镜、细胞培养皿、细胞培养瓶、二氧化碳细胞培养箱等。
2. **试剂** 细胞培养液等。
3. 培养的贴壁细胞（人肝癌细胞 HepG2、非小细胞肺癌细胞 H1229、人肾上皮细胞 293T）。

四、方法与步骤

（一）相差显微镜的使用方法

1. 打开显微镜、电脑主机和显示器的电源开关。

2. 将要观察的细胞培养皿或者细胞培养瓶放在载物台上，先用低倍镜观察，调节粗调焦手轮，然后再调节微调焦手轮，观察清楚细胞的状态，再换高倍镜观察，调节微调焦手轮，直到观察清楚。

3. 打开电脑中的拍摄软件，对观察的细胞进行拍照，可以选择不同的视野，将典型的细胞形态和结构拍摄记录下来。

4. 观察结束，先将细胞培养皿或者细胞培养瓶放回二氧化碳细胞培养箱。然后将显微镜的光强度调到最小，先关闭电脑中显微镜的拍摄软件，再关闭显微镜的电源，将物镜调到最低的位置，盖上显微镜罩子，然后关闭电脑电源开关。

（二）相差显微镜的使用练习

5～6 位同学一组，进行相差显微镜的使用练习，并学习显微拍照技术，观察老师事先准备好的细胞样本，注意观察细胞中的细胞核、线粒体、细胞膜和细胞质的结构，以及细胞的形态。

五、实验结果和记录

相差显微镜是细胞培养实验的重要设备，所培养的细胞的生长状态、是否发生污染、细胞形态的变化等都需要在培养过程中进行观察，可直接观察培养瓶和培养皿中的细胞，观察后还需要放回培养。相差显微镜观察到的细胞形态立体感较强，能够看到细胞膜和细胞核的特征，不同的细胞其形态是不同的，非小细胞肺癌的细胞呈不规则的多角形，细胞核较大（图 3-2）。

在进行科研工作时，经常需要进行不同时间点拍照。例如，肿瘤细胞的划痕实验（图 3-3）过程中，所划的划痕是否清晰、漂浮的细胞是否被清洗干净，都需要进行观察并

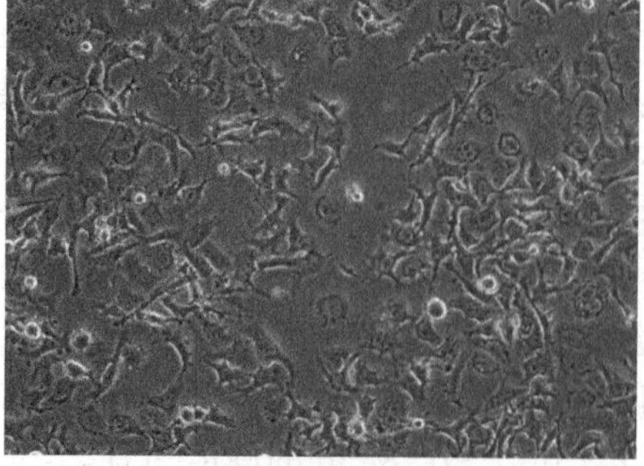

图 3-2 非小细胞肺癌细胞 H1229（100×）

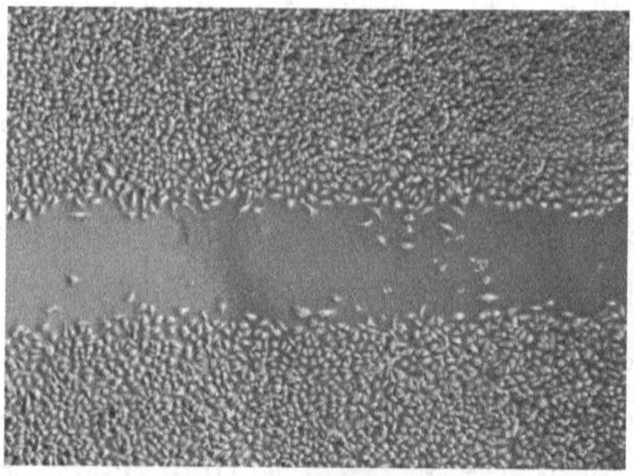

图 3-3 HepG2 肿瘤细胞划痕实验（40×）

拍照。用药物进行 24、48 小时干预后，需要分别拍照，以对比细胞的迁移运动是否受到影响。因为肿瘤细胞迁移是肿瘤恶性发展的一个指标，如果药物能够抑制细胞迁移则提示其具有一定的抗肿瘤作用。相差显微镜观察的细胞有立体感，接近细胞的真实状态，在高倍镜下能够看清楚细胞内部的细胞核、细胞质和细胞膜的结构。如果配合摄像头和二氧化碳细胞培养装置，可以随时对细胞的形态进行拍照，观察细胞的运动。

六、注 意 事 项

1. 相差显微镜一般有相差板，观察之前应该查看相差板是否已经移到光源下面；有的相差显微镜有不同的相差板，所观察的细胞形态不一样。

2. 观察细胞培养皿内的细胞时，手不要倾斜，以免培养液洒出来造成污染；进行培养的细胞观察时间不能过长，以免对细胞的生长造成影响。

3. 最后一个观察结束的同学，应按要求先关闭软件，将显微镜的亮度调到最小，再关闭显微镜电源，镜头不对着通光孔，罩上防尘罩，关闭电脑电源。

七、作业与思考题

1. 作业　简述相差显微镜的正确使用方法和应用范围。

2. 思考题

（1）相差显微镜比普通光学显微镜在观察活细胞样品时有什么优点？

（2）相差显微镜的工作原理是什么？

实验四　线粒体的活体染色

一、实验目的和要求

1. 掌握细胞中线粒体的活体染色方法。
2. 了解细胞中线粒体的活体染色的基本原理。
3. 观察线粒体在活细胞中的形态、分布及运动。

二、实 验 原 理

线粒体是真核细胞所特有的一种细胞器，也是细胞进行呼吸作用的场所。细胞中的能源物质如脂肪、糖类和部分氨基酸都在线粒体进行最终氧化，通过偶联磷酸化生成 ATP 进行供能。细胞的各项生理活动需要的能量，主要是通过线粒体的呼吸作用来提供的。

活体染色是应用无毒或毒性较小的染色剂对生命有机体的细胞或组织进行染色的实验方法。活体染色的目的是为了观察细胞内的某些天然结构，不影响细胞的生命活动或产生物理、化学变化导致细胞死亡，可以更加真实地观察研究细胞形态结构和生理、病理状态。詹纳斯绿 B（Janus green B）是一种活体染料，能在活体状态下对动植物的细胞或者组织进行无毒害染色。因其具有脂溶性，所以能够跨过细胞膜进入细胞内，詹纳斯绿 B 进入细胞后发生解离，具有染色能力的基团带正电荷，可以通过正、负电荷相互吸引作用结合到带负电荷的线粒体内膜上。线粒体中的细胞色素氧化酶使詹纳斯绿 B 染料始终保持氧化状态呈蓝绿色，而在周围的细胞质中的詹纳斯绿 B 染料被还原为无色。

三、实验器材和试剂

1. **器材**　显微镜、水浴箱、分析天平、解剖盘、解剖剪、平皿、载玻片、盖玻片等。
2. **试剂**　1/5000 詹纳斯绿 B 染液、林格液。
3. 小鼠、洋葱、人口腔黏膜上皮细胞等。

四、实 验 内 容

（一）鼠肝细胞线粒体的活体染色

1. **取材**　用颈椎脱臼法处死小鼠，将小鼠置于解剖盘内，迅速打开腹腔，用解剖剪取肝边缘较薄的肝组织一小块（2～3mm^3），放入盛有林格液的平皿内洗去血液（可用镊子轻轻挤压，直至组织块发白为止）。

2. **染色**　将洗去血液的肝组织移入盛有 1/5000 詹纳斯绿 B 染液的平皿内，让组织块上表面露在染液外面，这样才有利于保持染料的氧化状态，使细胞内线粒体酶系得到充分的氧化，线粒体才易染色。组织块边缘染成蓝绿色即可，一般需要染色 30 分钟左右。

3. **分离细胞**　染色后，将组织块移到载玻片上，用两把镊子将组织块撕碎，在撕拉的过程中会有一些细胞和细胞群与组织块分离，在分离的细胞或细胞群处加 1 滴林格液，垫上两根短头发丝，盖上盖玻片待检。

4. **镜检**　将装片放低倍镜下观察，找到物像后转换高倍镜，镜下可见肝细胞的细胞质中许多线粒体被染成蓝绿色，呈颗粒状或线条状，在细胞核周围分布最多。

（二）植物细胞线粒体的活体染色

1. 取材染色　用镊子撕取洋葱内表皮一小块，放在盛有 1/5000 詹纳斯绿 B 染液的平皿内，染色 30～40 分钟。

2. 装片　将染好的洋葱内表皮移至载玻片上，加 1 滴林格液，盖上盖玻片，即可镜检。

3. 镜检　镜下可见细胞质中被染成蓝绿色的小颗粒，此即线粒体。

（三）人口腔黏膜上皮细胞线粒体的活体染色

1. 取材染色　取一张干净的载玻片，在载玻片的中央加 1 滴 1/5000 詹纳斯绿 B 染液，取洁净牙签的钝端在自己口腔的内颊壁上轻轻刮下口腔黏膜上皮细胞，涂于载玻片上的詹纳斯绿 B 染液中，多涂几次使细胞分散，染色 10～15 分钟（染液不可干燥，必要时可补加染液）。

2. 镜检　盖上盖玻片，用吸水纸吸去四周溢出的染液，置于显微镜的低倍镜下观察。

五、实验结果和记录

在低倍镜下选择展开的单个人口腔黏膜上皮细胞进行观察，移到视野中央，再换高倍镜观察，视野中可见在扁平状上皮细胞内，细胞核周围的细胞质中分布着一些被染成蓝绿色的颗粒状或短棒状的结构，这些结构就是线粒体（图 4-1）。

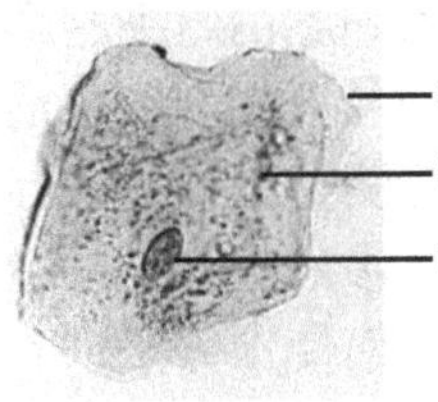

图 4-1　人口腔黏膜上皮细胞线粒体活体染色图

六、注 意 事 项

1. 染液一定要充足，不能够干，必要时可以补加染液。

2. 盖盖玻片的时候不能挤压盖玻片，活体染色时不能使细胞被压碎。

3. 詹纳斯绿 B 染液用完要盖好盖子，防止其在空气中失去氧化能力，如果发现染色异常，请及时联系指导老师更换新鲜配制的染液。

七、思考题和作业

1. 简述线粒体活体染色的基本原理。

2. 请用生物绘图的方法绘制人口腔黏膜上皮细胞中线粒体的分布，注明细胞线粒体和细胞核所在的位置。

附：试剂配制

1. 林格液　氯化钠（NaCl）8.50g，氯化钙（$CaCl_2$）0.12g，碳酸氢钠（$NaHCO_3$）0.20g，氯化钾（KCl）0.14g，磷酸氢二钠（Na_2HPO_4）0.10g，葡萄糖 2.00g，水 1000ml。注：用前预温至 37℃，可用生理盐水代替。

2. 染色液

（1）1%詹纳斯绿 B 染液：称取 0.5g 詹纳斯绿 B 溶于 50 ml 林格液中，稍加热（30～40℃）使之快速溶解，并用滤纸过滤。

（2）1/5000 詹纳斯绿 B 染液：取 1%詹纳斯绿 B 染液 1 ml 加入 49 ml 林格液（生理盐水）中，即成 1/5000 工作液，装入滴瓶中备用。

注：最好用时现配，以保持它的充分氧化能力。

实验五　细胞膜的通透性

一、实验目的

通过观察动物红细胞在不同渗透压溶液中发生的溶血现象，了解细胞膜的选择通透性，以及物质相对分子质量、脂溶性大小对细胞膜通透性的影响。

二、实验原理

细胞膜在不断变化的环境中必须保持膜的完整性，细胞才能生存。细胞膜具有选择通透性，细胞通过细胞膜与细胞外环境进行有选择性的物质交换，但是不同物质交换的形式和速度是不同的。因为水分子可以自由通过细胞膜，当细胞处于低渗溶液环境时，水分子大量渗入细胞内，细胞膨胀内部压力变大，进而胀破，血红蛋白释放到溶液中，由不透明的红细胞悬液变为红色透明的血红蛋白溶液，这种现象称为溶血。发生溶血现象时间的长短可作为测量物质进入红细胞速度的一种指标。红细胞在脂溶性物质乙二醇、甘油等摩尔浓度的高渗液中，这些脂溶性分子会进入红细胞，使细胞内的渗透性活性分子的浓度快速增加，继而使水分子进入，导致细胞膨胀，细胞膜破裂，发生溶血现象。溶血现象发生的快慢与进入红细胞的物质的相对分子质量大小和脂溶性大小等密切相关。相对分了质量小、脂溶性大的物质进入细胞的速度快，因此发生溶血需要的时间相对较短；反之，相对分子质量大、脂溶性小的物质发生溶血所需的时间则长。

三、实验器材和试剂

1. 器材　普通光学显微镜、烧杯、试管、刻度吸管、注射器、载玻片、盖玻片等。

2. 试剂　蒸馏水（低渗）、0.9% NaCl 溶液（等渗）、1.6% NaCl 溶液（高渗）、1mol/L 乙二醇溶液、1mol/L 甘油溶液、肝素钠。

3. 家兔。

四、实验方法与步骤

1. 红细胞悬液的制备　先在烧杯中加入 0.9% NaCl 溶液 90ml，并加入 100μl 肝素钠溶液混匀，采用心脏取血的方法用注射器从实验用的家兔体内取 10ml 血，注入烧杯中轻轻混匀，制备成 10%的红细胞悬液，此时红细胞悬液为不透明的红色液体。

2. 比较红细胞在不同溶液中水的渗透现象

（1）每人取 3 支塑料试管，依次编号为 A（低渗）、B（等渗）、C（高渗），用标有刻度的塑料吸管在 A、B、C 试管内分别加入蒸馏水（低渗）、0.9%NaCl 溶液（低渗）、1.6%NaCl 溶液（高渗）各 2ml，然后在各试管中分别加入 10%红细胞悬液 2 滴，并轻轻摇匀。分别观察红细胞在低渗、等渗和高渗溶液中是否发生溶血（溶液的颜色变化、溶液是否透明），记录观察结果，并分析实验现象发生的原因。

（2）用吸管分别吸取 A、B、C 试管内溶液各 1 滴于载玻片上，盖上盖玻片，在显微镜下观察三种溶液下兔红细胞的形态变化。

3. 比较不同脂溶性物质对细胞膜通透性的影响　取两支塑料试管分别标号 D 和 E，各取 2ml 1mol/L 乙二醇和甘油溶液分别加入 D 和 E 试管，再在各试管中分别加入 10%红细胞悬液 2 滴，轻轻摇匀。观察是否发生溶血现象，发生溶血的时间有无差别。根据实验现象说明脂溶性不同的物质对细胞膜的通透性有何影响。

五、实验结果和记录

1. 观察兔血红细胞在不同溶液（低渗、等渗、高渗）下发生的变化。在低渗溶液中兔血红细胞会发生溶血，溶血后红细胞破裂，光线能穿过血红蛋白溶液，因此看起来比较亮，颜色比较红。在等渗和高渗溶液中的细胞没有破裂，会遮蔽部分光线，因此是浑浊的稍微偏暗的颜色（图 5-1）。要观察等渗和高渗溶液中细胞形态的变化必须进行镜检，用高倍镜观察，将高渗溶液与等渗溶液中的细胞形态比较发现，高渗溶液的细胞由于细胞内的渗透压低而发生失水，细胞膜发生皱缩（图 5-2）。

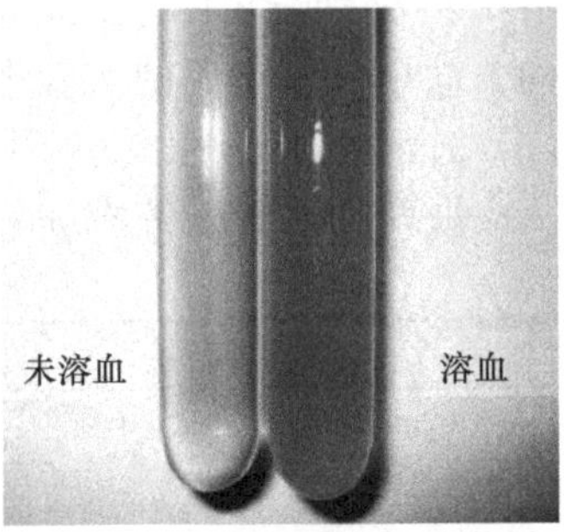

图 5-1　溶血与未溶血的比较

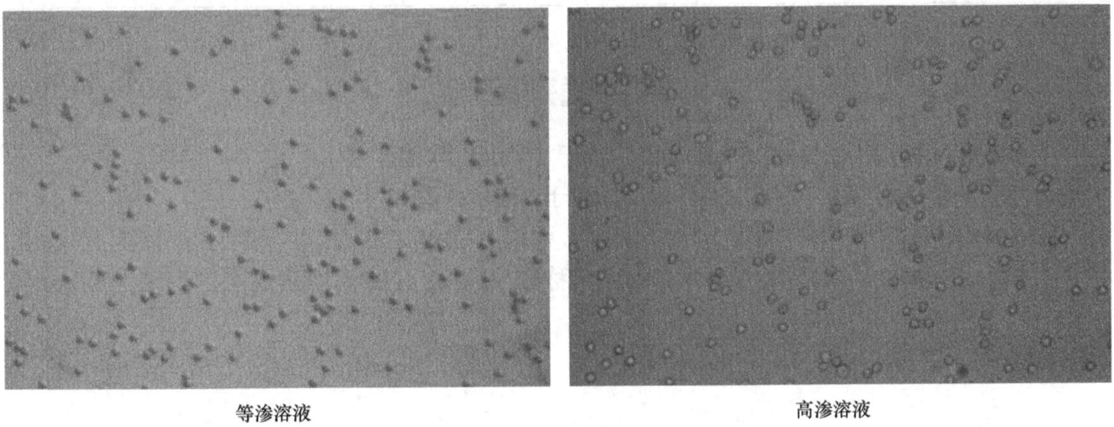

图 5-2　高渗溶液和等渗溶液的兔血细胞形态

2. 观察不同脂溶性与不同相对分子质量的物质对红细胞溶血的影响。在含不同溶剂的溶液中加入兔红细胞后立刻进行计时，并注意观察试管里颜色的变化。溶液完全透明才算全部发生了溶血。脂溶性大、相对分子质量小的物质穿过细胞膜的速度快，发生溶血所需的时间短，反之发生溶血的时间长。

六、注 意 事 项

1. 在做细胞膜通透性实验时，要用清洁干燥或者新的吸管和试管，而且要专管专用，不能混用。

2. 看清楚试剂的标签再加试剂，如果加错会影响实验结果。

七、作业与思考题

1. 比较红细胞在不同溶液中的渗透现象，取三支试管，依次编号：A、B、C，分别加入蒸馏水、0.9%NaCl 溶液、1.6%NaCl 溶液各 2ml 记录实验结果。

	A（低渗）	B（等渗）	C（高渗）
溶液（2 ml）	蒸馏水	0.9%NaCl 溶液	1.6%NaCl 溶液
红细胞悬液	2 滴	2 滴	2 滴
轻轻摇匀，观察现象			
结果（颜色变化、溶液是否透明）			

2. 分别绘出两个在等渗和高渗溶液状态下的兔红细胞形态图，并标注红细胞的基本结构，简单分析它们的实验现象和原理。

3. 说明脂溶性大小不同的物质对细胞膜通透性的影响。

取两支试管，依次编号：D、E。

	D	E
试剂（2ml）	乙二醇	甘油
红细胞悬液	2 滴	2 滴
轻轻摇匀，观察现象		
溶血时间		

附：试剂配制

1. 0.9% NaCl 溶液　称取 9g NaCl，溶于 1000ml 蒸馏水中。

2. 1.6% NaCl 溶液　称取 16g NaCl，溶于 1000ml 蒸馏水中。

3. 1mol/L 乙二醇　浓度相当于 62.07g/L，称取 62.07g 乙二醇，加蒸馏水定容至 1000ml。

4. 1mol/L 甘油　浓度相当于 92.09g/L，称取 92.09g 甘油，加蒸馏水定容至 1000ml。

实验六　细胞中DNA的染色与观察

一、实 验 目 的

1. 掌握福尔根反应的染色方法和操作步骤。
2. 熟悉福尔根反应的基本原理。
3. 了解细胞中 DNA 的分布。

二、实 验 原 理

福尔根反应（Feulgen reaction）是由 Feulgen 和 Rossenbeck 于 1924 年发明的一种对 DNA 有特异性反应的组织化学染色方法，这是一种传统、经典的通过化学特异性反应显示细胞中 DNA 的方法。其基本原理是在稀酸（1 mol/L HCl）溶液中水解 DNA，可打断脱氧核糖与嘌呤碱基之间的糖苷键，使其脱去部分嘌呤碱，脱氧核糖 C1 形成游离醛基，这些醛基在细胞内部与希夫试剂中的无色品红反应，生成含有醌基的紫红色的化合物（图 6-1），使细胞内含有 DNA 的部分呈紫红色阳性反应，DNA 含量高的地方，显色较深。因此，可以根据显色强度与 DNA 含量成正比的特性，对细胞或组织中的 DNA 含量进行测定，福尔根反应对含有 DNA 的细胞核结构显示细致、清晰，而且染色稳定，可鉴别不同核结构和分化程度的细胞，如白血病细胞等。该反应还可以用于流式细胞仪，测定细胞在细胞周期中 DNA 含量的变化，分析细胞群体的细胞周期变化情况。

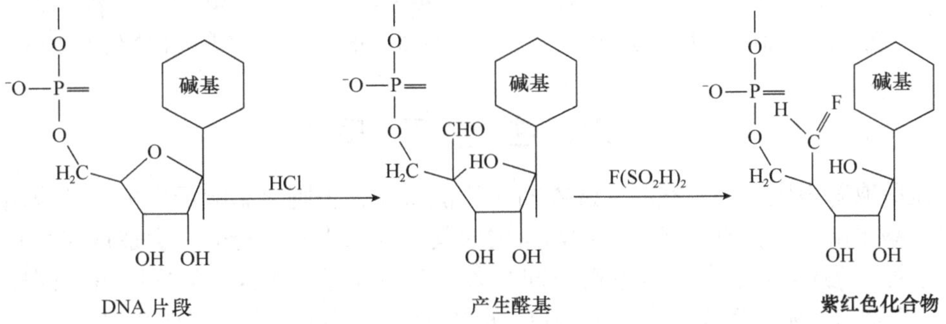

图 6-1　福尔根反应

三、实验器材和试剂

1. **器材**　普通光学显微镜、恒温水浴箱、剪刀、镊子等。

2. **试剂**　1 mol/L HCl、希夫试剂、10%亚硫酸氢钾溶液（或亚硫酸氢钠）溶液、4.5%冰醋酸溶液、蒸馏水。

3. 蒜根尖或洋葱根尖。

四、实验方法与步骤

1. 剪取 0.5 cm 长的蒜根尖放到离心管中。
2. 加 1ml（20 滴）1 mol/L HCl 浸泡根尖，60℃ 恒温水浴箱放置 8 分钟。
3. 弃去 HCl，用 1ml 蒸馏水浸泡漂洗片刻。

4. 弃去蒸馏水，加 0.5 ml（10 滴）希夫试剂室温反应 15～20 分钟。

5. 弃去希夫试剂，用 1ml 10%亚硫酸氢钾（或亚硫酸氢钠）溶液洗 3 次，每次 2 分钟。

6. 弃去亚硫酸氢钾（或亚硫酸氢钠），用 2ml 左右的蒸馏水漂洗 2 遍。

7. 吸取蒜根尖置于载玻片上，稍微吸取水分；滴加 1 滴 4.5%冰醋酸溶液，然后盖上盖玻片，轻压使根尖散开呈层云雾状。

8. **观察** 在低倍镜下找到分生区细胞，再在高倍镜下观察细胞各部位的染色反应。

五、实验结果和记录

1. 在希夫试剂染色后 15 分钟，能够观察到蒜的根尖处显示紫红色（图 6-2）。

2. 细胞核呈紫红色，核仁显示粉红色或无色，细胞其他区域无色，因为 DNA 主要分布在细胞核中，核仁含有一些蛋白质、RNA 和少量的 DNA，RNA 不稳定，容易降解，蛋白质不能染色，因此显示颜色较淡或者无色（图 6-3）。

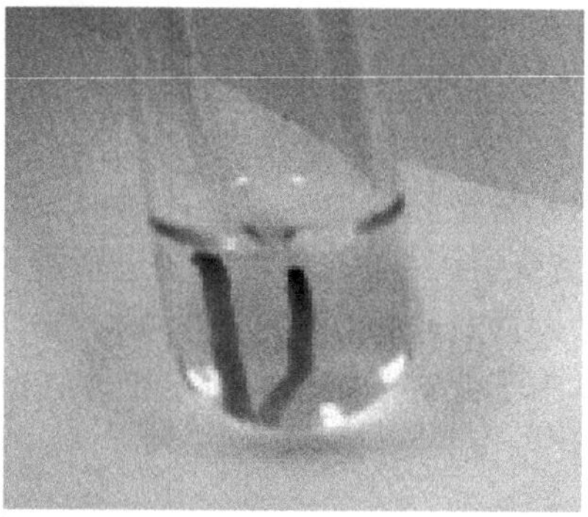

图 6-2 蒜根尖希夫试剂染色

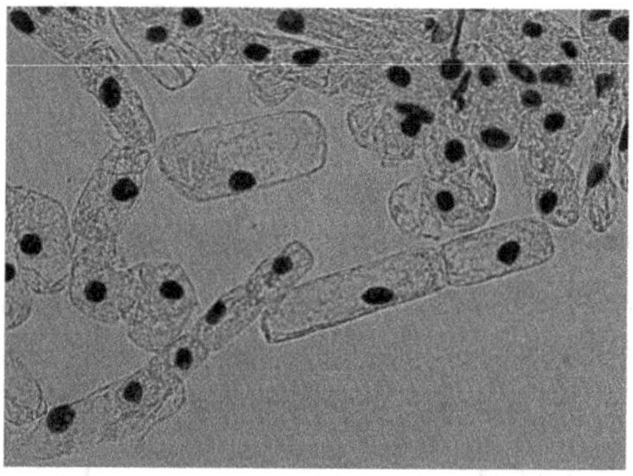

图 6-3 分生区细胞希夫试剂染色（400×）

六、注 意 事 项

1. 在剪取蒜根尖时控制在 0.5cm 左右，不能太长，否则会影响最后标本的取出。

2. 在酸水解蒜根尖时，必须掌握水解的时间，如果水解不充分，会造成 DNA 的醛基暴露不完全，反应较弱；如果酸水解时间太久，会导致部分 DNA 异常降解，同样导致反应变弱，甚至出现阴性反应，染不上颜色。所以酸水解时间严格控制在 8～9 分钟，温度在 60℃。

3. 希夫试剂和亚硫酸氢钠（亚硫酸氢钾）溶液容易在空气中氧化失效，必须新鲜配制并且避光保存在棕色试剂瓶中。

4. 每次加新的溶液之前需要先去除之前的反应溶液，注意吸管不能够碰碎根尖，使根尖留在离心管内。

5. 最后一次蒸馏水清洗后水不用去掉，连同水和根尖一起吸取到玻片上，再把水吸干，这样操作易于把根尖转移到载玻片上。

七、作业与思考题

用铅笔绘制一个蒜根尖细胞并注明各主要部位的颜色（核仁、细胞核、细胞质的颜色）。

附：试剂配制

1. 1mol/L HCl　量取 82.5ml 相对密度为 1.19（浓度为 36%～38%）的浓盐酸，加蒸馏水定容至 1000ml。

2. 希夫试剂　将碱性品红 0.5g 加入 100ml 煮沸的蒸馏水中，持续煮沸 5 分钟，充分搅拌使之溶解。然后将其冷却到 50℃，过滤到棕色瓶中，加 1mol/L HCl 10ml，冷却至 25℃时加入 1g 无水亚硫酸氢钠（$NaHSO_3$），充分振荡后，避光过夜。次日取出（呈淡黄色），加 0.25g（可多加 1 倍）活性炭剧烈振荡 1 分钟，过滤后即为希夫试剂，此时溶液应呈无色透明状。避光、低温（2～8℃）、密封保存。用前应事先取出，使其恢复至室温。

3. 10%亚硫酸氢钾溶液　称取 100g 亚硫酸氢钾溶液，溶于 1000ml 蒸馏水中。

4. 4.5%冰醋酸溶液　量取 45ml 冰醋酸，加蒸馏水定容至 1000ml。

实验七　细胞计数与细胞活力的鉴定

一、实 验 目 的

1. 掌握细胞计数的方法——以兔血红细胞为样本。
2. 熟悉细胞计数板的构造和细胞活力的计算方法。
3. 了解锥虫蓝（即台盼蓝）染色鉴定细胞活力的原理及应用。

二、实 验 原 理

细胞计数是细胞生物学实验的一项重要的实验技术，在细胞培养过程中经常需要对细胞进行计数后再进行后续实验操作。利用细胞计数板进行细胞计数是比较经济实用的实验方法。细胞计数的原理是从需要计数的细胞悬液中取一定量的细胞进行计数，并通过计数推知原始细胞悬液中细胞的密度及细胞总数。在细胞计数过程中，假如细胞浓度太高，可进行必要的稀释，在计算时乘以相应的稀释倍数。目前细胞计数可通过电子计数仪对细胞悬液进行快速计数，但是因为价格昂贵没有完全推广，许多实验室还是用细胞计数板计数的方法。

细胞计数板（图 7-1）是一块特制的厚载玻片，在玻片上有 4 条与长边垂直的凹槽，每个槽之间构成一个平台，因此有 3 个平台，两侧平台比中间平台高 0.1 mm。中间的平台较宽，并且被一条与长边平行的短槽平分成两个小平台，在每个小平台上精密刻着一个正方形的网格（图 7-2，图 7-3）。正方形网格边长为 3 mm，分为 9 个大方格，每个大方格的长和宽各为 1 mm，当盖上盖玻片时，深度为 0.1 mm，容积为 0.1 mm^3，相当于 0.0001 ml。正方形 4 个角的大格子分别以单线划分为 16 个方格，是细胞计数的区域。

锥虫蓝即台盼蓝，细胞活性染料，常用于检测细胞膜的完整性。锥虫蓝鉴定细胞活力的原理：正常活细胞的细胞膜结构完整，能够排斥锥虫蓝，使之无法进入细胞内；而丧失活性或细胞膜不完整的细胞，膜的通透性增加，可被锥虫蓝染成蓝色。通常认为细胞膜完

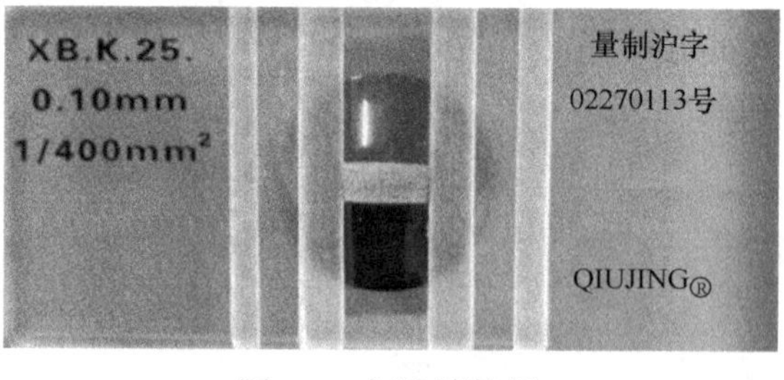

图 7-1　细胞计数板

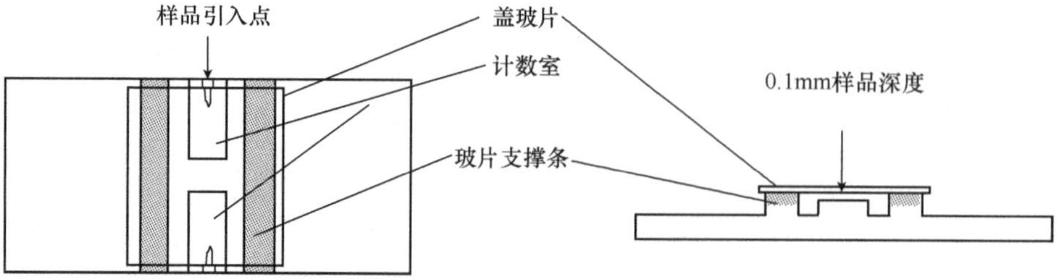

图 7-2　细胞计数板的构造示意

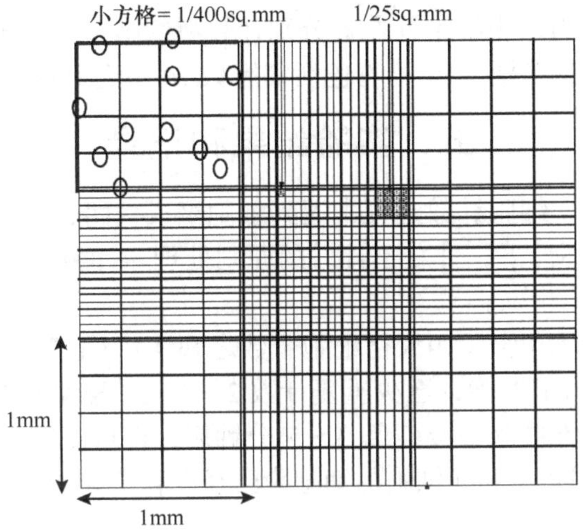

图 7-3　镜头下 1 个计数室区域图像（100×）

整性丧失，即可认为细胞已经死亡。因此，借助锥虫蓝染色可以非常简便、快速地区分活细胞和死细胞。锥虫蓝染色是组织和细胞培养中最常用的死细胞鉴定染色方法之一。锥虫蓝染色后，通过显微镜下直接计数或显微镜下拍照后计数，就可以对细胞存活率进行比较精确的定量，再绘制生长曲线。

三、实验器材和试剂

1. **器材**　普通光学显微镜、细胞计数板等。

2. **试剂**　0.9%NaCl 溶液、0.4%锥虫蓝染液等。

3. 1‰兔血红细胞悬液。

四、实验方法与步骤

（一）利用细胞计数板计算细胞密度

1. **准备计数板**　取清洁的细胞计数板，平放于桌面上，在计数板上方加盖盖玻片。

2. **加样**　用吸管混匀兔血红细胞，吸取 1‰兔血红细胞悬液，从盖玻片与计数板交界部位滴入细胞计数池，使细胞悬液自然流入计数室，防止悬液溢出槽外或产生气泡，否则重新滴加。

3. **计数**　稍等片刻再将计数板放到 10 倍镜下观察，找到计数池四角的大格子，数出四个角上大格子的细胞数目。压线者只计左侧和上方，不计右侧和下方。

4. **计算**　细胞密度=（四大格细胞个数之和/4）$\times 10^4 \times$稀释倍数。

5. **注意事项**

（1）取样前要充分混匀细胞悬液，每次取样都要混匀。

（2）细胞聚集成团，只按一个细胞计数。

（3）注意盖玻片下不能有气泡，也不能让悬液流入旁边槽中，否则重新计数。

计数板使用后必须清洗吹干。

（二）锥虫蓝染色测定细胞活力

1. **染色**　取兔血红细胞悬液，浓度太高时应做适当稀释（以细胞数量 10^6 个/ml 为宜）。细胞悬液与 0.4%锥虫蓝染液以 9∶1 混合均匀。

2. 计数 在 3 分钟内，用细胞计数板分别计数活细胞和死细胞。

3. 细胞活力计算 细胞活力=(不着色活细胞数)/(蓝色死细胞数+活细胞数)×100%。

五、实验结果和记录

1. 细胞计数的方法 细胞计数过程中遇到细胞聚成一团，则按一个细胞计数；如果碰到压线的细胞，按计上不计下，计左不计右的原则处理。计数完毕后根据公式计算出细胞密度。

细胞密度=（四大格细胞个数之和/4）×10^4×稀释倍数

进行细胞计数时要力求准确，至少重复计数 2～3 次，取平均数为结果，减少误差。

2. 细胞活力鉴定 锥虫蓝染液染色 3～5 分钟后，即可观察计数，活细胞透明无色，完整的细胞膜会阻止染料进入，死细胞的细胞膜已经没有了选择透过性，因此被染成均匀的蓝色。

六、注 意 事 项

1. 进行细胞计数时，要求细胞悬液中细胞数目不超过 10^4 个/ml，如果细胞数目很多，需要对细胞悬液进行稀释。
2. 要求细胞悬液中的细胞分散均匀，否则会影响计数后算得的细胞浓度的准确性。
3. 取样计数前一定要混匀细胞，尤其是多次取样计数时更要注意每次取样要混匀，这样计数才会准确。
4. 滴加样品时，注意盖玻片下不能有气泡，也不能让悬液流入旁边槽中，否则需要重新计数。
5. 有些杂质也可能被染成蓝色，所以在计数的时候只有跟细胞差不多大小的颗粒才算是死细胞。

七、作业与思考题

1. 在细胞计数板两边分别加细胞悬液，计算细胞的浓度，并求平均值。
2. 为什么进行细胞计数时，细胞悬液溢出凹槽外或有气泡时要重做？
3. 计数时，发现计数板不干净，怎样快速地清洗计数板？为什么要清洗？

附：试剂配制

1. 0.9% NaCl 溶液 称取 9g NaCl，溶于 1000ml 蒸馏水中。

2. 锥虫蓝染液的配制 称取 0.4g 锥虫蓝染料加到 10ml 0.9% NaCl 中，充分混匀，配成 4%的锥虫蓝原液，配制细胞悬液的时候再按 1∶9 的比例稀释，配成 0.4%的工作液，再按比例稀释细胞悬液。如果用量多也可以一次配成 0.4%的工作液，可以过滤去掉没有完全溶解的杂质，以免干扰计数。

实验八　动物细胞传代培养

一、实 验 目 的

1. 掌握传代细胞的传代方法及操作过程。
2. 学习观察体外培养细胞的形态及生长状况。

二、实 验 原 理

传代细胞是指来自人或者动物的肿瘤组织或正常组织的细胞。传代培养：原代培养的细胞或者细胞株要在体外获得稳定大量的同种细胞并维持细胞种延续的过程。原代培养的细胞和细胞株，经过增殖达到一定数量后，必须将细胞从原培养瓶中加以分离，经稀释后再接种于新的培养瓶中，这个过程称为传代培养。为什么一定要进行传代培养呢？因为正常的细胞随着培养时间的延长和细胞的不断分裂，与形成的单层细胞汇合后，细胞之间会因为相互接触而发生接触性抑制，而致生长速率减慢甚至停止；另外，由于细胞密度过大、生存空间不足而引起营养成分不足，代谢废物累积在培养液中不利于细胞生长或使细胞发生中毒。因此，当细胞生长到一定密度的时候就要将培养细胞从原培养瓶或培养皿中取出，加以分离，以 1∶2、1∶3 或 1∶10 的比例（比例根据细胞的增殖快慢调整）转移到新的培养瓶或者培养皿内进行扩大培养。

细胞传代后一般经历三个生长阶段：游离期、对数生长期和停止期。当细胞还没有进入停止期时，就需要进行细胞传代，使细胞扩大培养，进入新的生长期。培养细胞的“一代”是指传代培养的累积次数，细胞转移扩大培养的 1 代中，细胞能倍增 3～6 次，细胞接种 2～3 日时分裂增殖旺盛，是活力最好的时期，称为对数生长期（指数生长期），此期适宜进行各种实验处理。

体外培养的细胞生长方式有贴壁型和悬浮型两种，由于生长方式不一样，传代培养的方法也不同。贴壁型生长的细胞要先进行消化，制成细胞悬液再传代；而悬浮型生长的细胞可直接传代，或离心后传代。

三、实验器材和试剂

1. 器材　相差显微镜、水浴锅、二氧化碳培养箱、培养瓶、无菌离心管、废液缸、无菌移液器吸头和移液管、移液枪等。

2. 试剂　RPMI-1640 细胞培养液、0.25%胰蛋白酶溶液、PBS-平衡盐溶液（pH7.2）等。

3. 贴壁传代细胞（人非小细胞肺癌细胞 H1229）、悬浮传代细胞（人白血病细胞 K562）。

四、实验方法与步骤

（一）贴壁细胞传代培养

1. 准备　将无菌离心管、废液缸、无菌移液器吸头、移液枪等实验操作需要的物品放入超净工作台，照紫外灯灭菌 30 分钟，之后将 RPMI-1640 细胞培养液和 0.25%胰蛋白酶溶液放入 37℃水浴。从二氧化碳培养箱中取出需要传代的人非小细胞肺癌细胞 H1229 在相差显微镜下观察，确认已经长到需要传代的时期，且无污染、无异常情况，再放回培养箱中，待超净工作台灭菌结束后进行实验。

2. 消化制备细胞悬液 传代培养操作均在超净工作台内进行，把需要传代的细胞拿到超净工作台内，用移液枪吸弃旧的培养液，加入 PBS-平衡盐溶液，轻轻晃动培养瓶，清洗残留在细胞表面的培养液和碎片，弃去清洗液。于 25ml 的培养瓶中加入 1ml 0.25%胰蛋白酶溶液，以液面盖满细胞为宜。培养瓶置室温或二氧化碳培养箱内 2～3 分钟后，在相差显微镜下观察培养瓶中的细胞，如果发现细胞质发生回缩、细胞间的间隙增大，用手轻拍瓶壁有细胞脱落漂起来，即可用含血清的培养液 2～3ml 终止消化，用移液管吸取培养液，并对瓶底反复吹打 6～8 次，吹打时应按一定的顺序进行，从瓶底的一侧开始吹打到另一侧，并且避免气泡产生损伤细胞，使大部分细胞悬浮，制备好细胞悬液。

3. 传代和分装 在进行实验的时候，根据需要进行细胞计数，算出需要的细胞悬液量和新的培养液的量，将细胞悬液进行铺皿分装。同时为下一次实验做准备，进行细胞传代时，按 1∶3 或者 1∶6 的比例进行传代。将传代和分装好的细胞放入二氧化碳培养箱中进行培养，温度 37℃，二氧化碳浓度 5%。

4. 观察和实验结果记录 接种后 2～3 小时细胞可贴壁，逐渐形成细胞特有的形态结构特征。一般 3 天即可传代，少数细胞生长缓慢可以在 48 小时进行换液，第 4 天再进行传代，一般一周传代 1～2 次。

（二）悬浮细胞传代培养

少数细胞如某些癌细胞（人白血病细胞 K562）、血液中白细胞，体外培养时为悬浮生长、不贴壁，其传代培养的方法不同于贴壁生长的细胞，可通过离心收集细胞后传代或直接传代。

1. 离心传代 在超净工作台内用吸管将细胞培养瓶内的人白血病细胞 K562 吹打均匀，如有半贴壁细胞应该吹打下来，然后将所有的细胞悬液转移到无菌的离心管中，配平后 800～1000r/min 离心 5 分钟，弃上清，加入适量新配制的培养液吹匀成细胞悬液。细胞计数后，按实验要求分装，按 1∶2 或者 1∶3 的比例进行传代，如果细胞增殖速度比较快，可以按更大的比例进行传代。悬浮细胞传代后主要注意有无染菌和细胞的密度是否增加。

2. 直接传代 静置悬浮细胞培养瓶，使细胞逐渐沉降到瓶底，弃掉上清液的 1/3～1/2，注意不要弃掉细胞，然后用吸管吹打使成细胞悬液，后面的操作同离心传代。

五、实验结果和记录

1. 注意记录细胞培养的实验步骤，以及培养液的配制方法。

2. 注意观察培养细胞是否有污染的情况，贴壁细胞是否生长状态良好，培养液的颜色是否正常透明，如果有浑浊，应考虑发生了细菌污染。在光学显微镜的高倍镜下可见极小的杆状或者球形的细菌，有的细菌可以运动。真菌污染一般培养液不会变浑浊，但是在培养液的表面有白色的漂浮物，高倍镜下可以观察到菌丝浮在培养液里。一旦发现细胞污染的情况，及时联系指导老师确认，进行处理后丢弃，防止污染扩大。

3. 每种细胞传代的比例是不一样的，要进行摸索或者根据经验进行传代培养，因此要记录传代比例，接种密度太大则细胞增殖太快；接种密度太小则细胞难以增殖，会影响实验进度。

六、注 意 事 项

1. 实验前先观看细胞培养的无菌操作视频，进行归纳总结，记住无菌操作的要点。初学细胞传代的同学，一次只能对一个细胞株进行操作，避免交叉污染。使用移液器的枪头疑似碰到了其他物品时一定要及时丢弃，所有操作尽可能保证无菌。

2. 实验完成后要及时将使用过的耗材进行清理，传代丢弃的旧培养液要及时进行消毒处理，因为里面还剩有丰富的营养物质，容易滋生细菌或真菌。

七、作业与思考题

1. 简述贴壁细胞传代的操作步骤及注意事项。
2. 简述体外培养细胞的形态特征和生长的三个阶段。

附：试剂配制

1. RPMI-1640 细胞培养液　取 RPMI-1640 粉剂 10.4g，加入三蒸水 1000ml，充分搅拌使其完全溶解，抽滤除菌，分装置于 4℃冰箱中保存。一般配制后在 4℃冰箱中只能保存 1～2 个月，长期保存时应放在–20℃低温冰箱中。

2. 0.25%胰蛋白酶溶液　胰蛋白酶 0.25g，用 0.85%的 NaCl 溶液 100ml 溶解后，过滤灭菌，调整 pH，保存于 4℃冰箱中。

3. PBS-平衡盐溶液（pH＝7.2）　分别准确称量 NaCl 8.0g、KCl 0.2g、Na_2HPO_4 1.42g、KH_2PO_4 0.27g，置于烧杯中。向烧杯中加入约 800ml 的去离子水，充分搅拌溶解。滴加浓盐酸调节 pH＝7.2，然后加入去离子水将溶液定容为 1000ml 即可，可以过滤除菌，或者高压灭菌。

实验九　细胞冻存与复苏

一、实 验 目 的

1. 了解细胞冷冻保存的原理及意义。
2. 掌握细胞冻存和复苏的方法，观察复苏细胞的成活情况。

二、实 验 原 理

细胞冻存是细胞保存的主要方法之一。在细胞培养过程中，细胞株的不断传代会引起细胞老化、支原体污染、染色体和基因的变异等现象，对于有限增殖的细胞株，传代应维持在有限的代数之内进行，否则细胞性状发生改变会影响实验结果，通过细胞冻存技术能解决上述问题。在需要利用细胞时，可以复苏细胞并进行快速繁殖。此外，细胞冻存技术也有利于进行细胞种质的交换。

在不加任何保护条件下直接冻存细胞时，细胞内外环境中的水会形成冰晶，导致细胞内发生一系列变化，如机械损伤、电解质浓度升高、渗透压改变、脱水、pH 改变、蛋白质变性等。大的冰晶也会导致细胞膜、细胞器的损伤和破裂，最终导致细胞死亡。因此，必须在培养基中加入适量的冰冻保护剂如甘油或二甲基亚砜（DMSO），可使溶液冰点降低，加之在缓慢冻结条件下，细胞内水分渗出，减少了冰晶形成，从而避免了细胞受损。当前常使用的冰冻保护剂甘油或二甲基亚砜具有对细胞无毒性、分子量小、溶解度大、易穿透细胞等特点。使用的浓度为 5%～15%，常用浓度为 10%。

为了保持细胞最大存活率。一般采用慢冻快融的方法，即细胞冻存要缓慢进行，细胞复苏要快速融化。标准的冷冻速度开始为每分钟下降1～2℃，当温度低于–25℃时可加速为每分钟下降 5～10℃，到–80℃之后可直接投入液氮内。目前有专门的细胞冻存程序降温盒，盒内按刻度要求装入异丙醇，在室温条件下放入细胞，转移到–80℃冰箱中，过夜冻存后，第二天可转移到液氮中长期保存。如果没有程序降温盒，可采取 4℃ 30 分钟，–20℃ 1.5～2 小时，–80℃过夜，第二天再转入液氮罐中保存，此操作会对细胞的存活率有影响。比较珍贵的细胞建议不要长期在–80℃保存，要及时转移到液氮罐内，–80℃时细胞只能保存约 6 个月。液氮是最理想和适用的冷冻剂，温度为–196℃，在此温度下，既无化学变化也无物理变化，对标本 pH 无影响，气化时又不留沉淀，细胞在液氮中可长期保存。但是为了保证存活率，冻存 1～2 年后，应再复苏培养一次，然后重新冻存保种。

复苏细胞时则直接将装有细胞的冻存管放到 37℃水浴中摇动使细胞快速解冻，以防小冰晶转变为大冰晶而造成对细胞的损害。细胞解冻后要快速转移到新的生长培养液中，使细胞进行复苏生长。

三、实验器材和试剂

1. 器材　相差显微镜、二氧化碳培养箱、超净工作台、高压灭菌锅、水浴箱、离心机、液氮罐、离心管、培养瓶、微量加样器、吸管、移液管、酒精棉球、无菌冻存管等。

2. 试剂　RPMI-1640（或 DMEM）细胞培养液、培养基（含 10%血清）、0.25%胰蛋白酶溶液、甘油或二甲基亚砜、液氮、75%乙醇溶液、锥虫蓝染液等。

3. 非小细胞肺癌细胞 H1229、HepG2 或其他细胞株（系）。

四、实验方法与步骤

（一）细胞冻存

1. **培养需要冻存的细胞** 在细胞刚买回来，或者重新复苏后，若细胞代数比较靠前，可选择细胞形态良好、单层致密理想的细胞（对数生长期）作为冻存的细胞。在超净工作台中弃培养液，加入在水浴锅中预温至 37℃的 0.25%胰蛋白酶溶液，消化 1～2 分钟，使贴壁细胞从培养皿底部脱落。

2. **终止消化** 加入新鲜培养液终止消化。

3. **收集细胞** 用吸管吹打分散细胞，移入灭菌的带盖离心管，1000 r/min 离心 5 分钟，弃上清液。

4. 加入适量冻存液（10%甘油+90%培养基，或 10%二甲基亚砜+90%培养基，条件允许用后者）制成细胞悬液。细胞密度为 3×10^6/ml 左右。

5. 将细胞悬液装入冻存管中，每管 1～1.5ml，旋紧管盖，并在管上标明细胞株名称、代数、冻存日期，最后放入细胞冻存程序降温盒，检查盒内异丙醇是否达到标定刻度。放入–80℃冰箱中过夜，第二天及时转入液氮罐中。

6. 如果没有程序降温盒，可选择冻存管在 4℃下存放 30 分钟后转入–20℃下 1.5～2 小时，再转入–80℃下 4～12 小时后即可转移到液氮内（–196℃）。

（二）细胞复苏

1. 从液氮中取出冻存管，立即放入 37℃水浴中振摇，使细胞在 1 分钟之内融化。

2. 用 75%乙醇溶液擦拭消毒冻存管外壁，在超净工作台内打开管塞，用吸管吸出细胞悬液，注入装有适量 37℃预热培养液的离心管中，混匀后离心（1000r/min）5 分钟。

3. 弃上清液，加入 5ml 新鲜培养基，并用吸管轻轻吹打悬浮细胞。

4. 将细胞悬液装入培养瓶，旋好瓶盖，放入二氧化碳培养箱 37℃静置培养，取少量剩余的细胞悬液用锥虫蓝染液染色，进行细胞计数，计算冻存细胞存活率。

5. 待细胞贴壁后（4～6 小时），如果细胞存活率不高，可以采用换新的培养液再培养的方法去掉死细胞。3 天左右，细胞长满后可进行传代培养。

五、实验结果和记录

记录好细胞冻存的步骤和日期，细胞冻存是否具有较好的细胞活力，复苏后生长状态是否良好，需要通过复苏来验证。在细胞复苏后，次日观察细胞贴壁生长情况，判断细胞的形态是否正常，如果细胞形态饱满，折光度好，随后每天观察细胞的增殖状态，一般 3 天细胞增殖到 80%～90%融合时可以传代。

六、注 意 事 项

1. 细胞冻存时，要把细胞冻存液先配制好，因为二甲基亚砜加入细胞培养液会发热。

2. 细胞冻存需要慢冻，但是用细胞冻存培养液重悬细胞后不要长时间放置在室温下，因为 10%二甲基亚砜在室温下会对细胞有毒性。细胞悬液分装到冻存管标记好后就要及时进入冻存步骤。

3. 将冻存管放入液氮罐或者从中取出时，要做好防护工作，不能穿凉鞋和短裤进行操作，以免被溅起的液氮冻伤。

七、作业与思考题

1. 简述细胞冻存与复苏的原理。
2. 细胞冻存与复苏操作中应注意哪些关键步骤？

附：试剂配制

细胞冻存液 一般情况用 10%二甲基亚砜+90%培养基（含 10%的血清），如果细胞特别珍贵，冻存后细胞复苏存活率不高，可以换用含有 20%或者更高含量血清的生长培养基。

实验十　小鼠皮肤成纤维细胞的原代培养

一、实验目的

1. 掌握哺乳动物细胞原代培养取材、消化及无菌操作等实验技术和操作过程。
2. 熟悉在相差显微镜下观察培养细胞的形态和生长状况的方法。
3. 了解细胞原代培养的原理。

二、实验原理

细胞培养是在体外模拟机体内生理条件，将机体的部分组织或器官取出得到细胞，在人工条件下，使这些细胞生存、生长、繁殖和传代。通过细胞培养可以维持或扩增细胞数量，可以利用这些培养细胞进行细胞生命过程、细胞癌变、细胞工程等问题的研究。

细胞培养技术不仅是细胞生物学非常重要的组成部分，而且目前已经广泛应用于生物学和医学研究的各个领域，如分子生物学、细胞生物学、遗传学、肿瘤学、免疫学、神经科学等。因此，生物学和医学相关专业的学生有必要在细胞培养方面得到一些初步的感性认识，了解动物细胞培养的基本操作过程，观察体外培养细胞的生长特征，对原代细胞培养和细胞传代培养的基本操作方法有所了解。

细胞培养是一种操作烦琐而又要求十分严谨的实验技术，细胞在体外能够长期生长，必须满足两个基本条件：一是供给细胞存活所必需的条件，如适量的培养液、血清、生长因子等，适宜的温度 37℃，95%空气和 5%二氧化碳等；二是严格控制无菌条件。原代细胞培养，是指直接从动物体内获取的细胞、组织或器官，在体外实验室进行培养，直到第一次传代为止。原代细胞培养，首先用无菌操作的方法，从机体内取出所需的组织（或器官），经胰酶消化分散成单个游离的细胞，在人工培养的环境内，不断地生长繁殖。原代细胞培养最基本的方法有两种：组织块培养法和消化培养法。

组织块培养法是直接从机体取下组织和器官，通过组织块直接长出单层细胞，该培养方法操作简便、易行，培养的细胞较易存活，适用于一些来源有限、数量较少的组织或器官的原代培养。该方法是最常用的原代培养方法，将刚刚离体的、生长活力旺盛的组织剪成小块接种在培养瓶中作为实验材料，一天后细胞可从贴壁的组织块四周游离出并生长，之后细胞越长越多，直到铺满瓶底。

三、实验器材和试剂

1. 器材　相差显微镜、超净工作台、二氧化碳培养箱、水浴锅、手术剪、镊子、灭菌蓝盖试剂瓶、离心管等。

2. 试剂　75%乙醇溶液、PBS-平衡盐溶液（pH7.2）、0.25%胰蛋白酶-0.02%EDTA 混合消化液、胎牛血清、高糖 DMEM、1000U/ml 青-链霉素溶液，以上溶液均已经灭菌并分装备用。

3. 出生 2～3 天内的乳鼠。

四、实验方法与步骤

（一）乳鼠皮肤成纤维细胞组织块法原代培养的基本过程

1. **消毒灭菌** 实验所需的实验耗材灭菌消毒处理，并提前将超净工作台照紫外灯消毒30分钟。实验操作过程中戴乳胶手套，并且用75%乙醇溶液消毒。

2. **配制小鼠皮肤成纤维细胞培养液** 量取90ml高糖DMEM到灭菌干燥的试剂瓶内，加10ml胎牛血清、1ml 1000U/ml青-链霉素溶液，充分混匀。

3. **处死动物** 取乳鼠一只，拉颈椎处死，然后用75%乙醇溶液浸泡2～3秒，取出后放在消毒的平皿中一起放置于超净工作台中央。

4. **取皮肤组织** 除四肢外将乳鼠的皮肤全部剥下来，注意不要带肌肉，放在装有PBS-平衡盐溶液的小平皿内清洗掉血液，再放到无菌的小平皿中用手术剪剪碎，直到大部分组织体积约为1 mm^3为止。

5. **接种** 用吸管小心分次吸取组织块，使组织块吸在吸管端部，避免吸得太高使组织块黏附在吸管壁上丢失。将组织块均匀排布在培养瓶底部，控制组织块间距在0.5 cm左右。其后轻轻翻转培养瓶，使瓶底向上，翻瓶时勿使组织块流动掉落，加入3ml培养液，旋好瓶盖，放入二氧化碳培养箱中，培养3～4小时（勿超过5小时）。

6. **培养** 慢慢翻转培养瓶，使培养液浸泡瓶底的组织块，把培养瓶放到二氧化碳培养箱继续培养。操作过程中一定要注意减少振动，动作一定要轻，使培养液慢慢覆盖组织块，勿使组织块脱落。

7. **观察** 24小时后取出观察，在相差显微镜下观察已经贴壁的组织块边缘有无细胞长出。移动培养瓶的时候动作尽量要轻，避免培养液震荡把组织块撞落。后期继续观察细胞的增殖情况、生长的形态特征、是否染菌等情况。

8. **实验结果和记录** 培养24小时后，相差显微镜下可观察到组织块周围开始有少量的细胞长出。一般最先长出形态不规则的游走细胞，逐渐长出成纤维细胞或上皮细胞，随着时间的延长，组织块周围形成较大的生长晕，周围细胞越来越多，细胞增殖速度加快，呈放射状向外扩展，逐渐连成一片。当细胞从组织块游离且生长数量增多，3～4天需要添加或者更换培养液。培养液表面如有漂浮的组织块，要及时吸弃。若细胞生长状态较好，8～12天则可长成致密单层，可进行传代培养。

（二）乳鼠皮肤成纤维细胞消化法原代培养的基本过程

1. 消毒、灭菌和取皮肤组织与组织块法相同。剪碎的组织块再用灭菌的PBS-平衡盐溶液清洗数次，直到溶液澄清为止。移入无菌离心管中，静置数分钟，使组织块自然沉入管底，弃上清。

2. **制备细胞悬液** 按组织块体积5～10倍量，吸取0.25%胰蛋白酶-0.02%EDTA混合消化液加入到含组织块的无菌离心管中，与组织块混匀，并盖上无菌塞子密封，置37℃水浴消化10～20分钟（常用15分钟），其间每2分钟摇动一次，使组织块分散并与消化液充分接触。当组织块变得疏松、颜色略白，开始粘连在一起时，从水浴中取出离心管并喷75%乙醇溶液擦拭后移入超净工作台，吸弃胰酶消化液，加入2～3ml含血清的培养液，终止消化。用1 ml移液枪对着组织块反复吹打，直到大部分组织块分散成单个细胞，培养液变浑浊为止。然后静置2分钟，吸取上面的细胞悬液转移到干净的离心管中，用于细胞计数。

3. 细胞计数　从细胞悬液中取 10μl 加于 90μl 培养液中混匀稀释 10 倍，再从稀释后的细胞悬液中取 10μl 滴加到细胞计数板的计数室，进行计数。根据计数结果算出细胞浓度，稀释后的细胞密度在（5～10）×10^5 个/ml 为适宜的接种密度。

4. 接种培养　将稀释好的细胞悬液分装于培养瓶中，一般 25ml 小方瓶分装 4～5ml，密度较大者接种体积应适当减少。培养瓶上做好标记，透气孔培养瓶旋紧即可，非透气孔瓶盖需要在旋紧后再松半个螺旋，置二氧化碳培养箱中 37℃培养。

5. 观察　接种培养后要每日观察培养液是否污染、颜色变化及细胞的生长状况。如果培养液发黄且变浑浊表明发生了细菌污染，紫红色表明细胞生长不良，橘红色表明细胞生长良好。如果有白色的菌丝生长，表明有霉菌等真菌污染。

6. 实验结果和记录　消化法原代培养的细胞，刚接种的细胞呈圆形悬浮于培养液中，接种 24 小时后可见许多细胞贴壁，细胞由圆形悬浮状态逐渐伸展成梭形；如果细胞生长不良或培养液变红，应在无菌条件下，更换培养液。培养 3～4 天时细胞逐渐增多，增殖旺盛，界线清楚，可见细胞岛形成。此时若培养液变黄、澄清，表明细胞生长旺盛，培养液营养成分不足，代谢废物堆积，需要更换培养液。此后，每 3～4 天更换新培养液或维持液，一般 7～10 天，细胞基本形成致密单层，可进行传代培养。

五、实验结果和记录

组织块法培养细胞 24 小时后，相差显微镜下可观察到组织块周围长出游离的细胞（图 10-1），但是数量比较少，有些组织块没有明显的细胞长出。继续培养 48 小时后大部分组织块周围都长出了游离的细胞，而且越来越多，往没有细胞的地方迁移（图 10-2）。随着细胞的迁移延长，组织块周围形成较大的生长晕，细胞生长加快，呈放射状向外扩展并逐渐连成一片。当细胞增殖加快时，应该根据培养液的颜色，补加或者更换培养液。如果培养液表面有漂浮的组织块，要用无菌吸管及时吸出丢弃。换液培养 96 小时后组织周围长满了成纤维细胞（图 10-3）。当细胞不断增殖铺满了整个瓶底时，就需要进行细胞传代，一般需要 7～8 天长成很密的单层细胞，此时可进行第一次细胞传代，传代比例按 1∶2 或者 1∶3 进行，此时组织块可以丢弃，细胞可继续增殖得到单层细胞（图 10-4）。

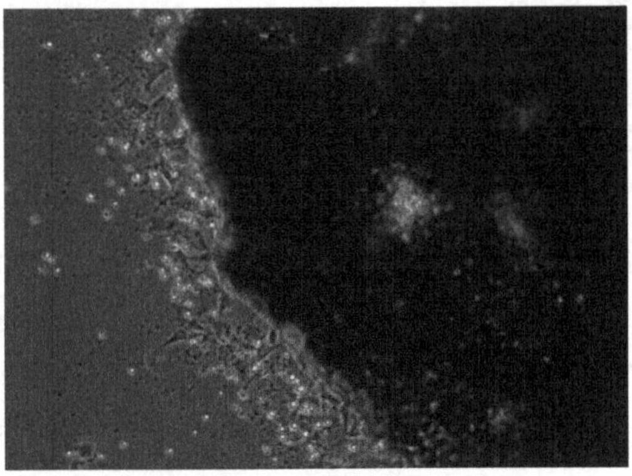

图 10-1　组织块法 24 小时细胞形态（低倍）

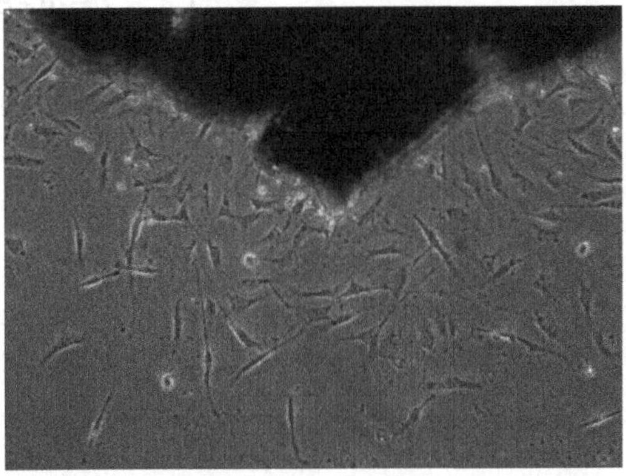

图 10-2　组织块法 48 小时细胞形态（低倍）

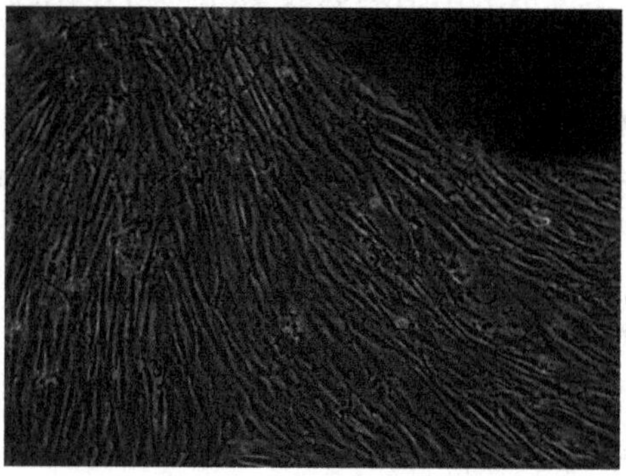

图 10-3　组织块法 96 小时细胞形态（低倍）

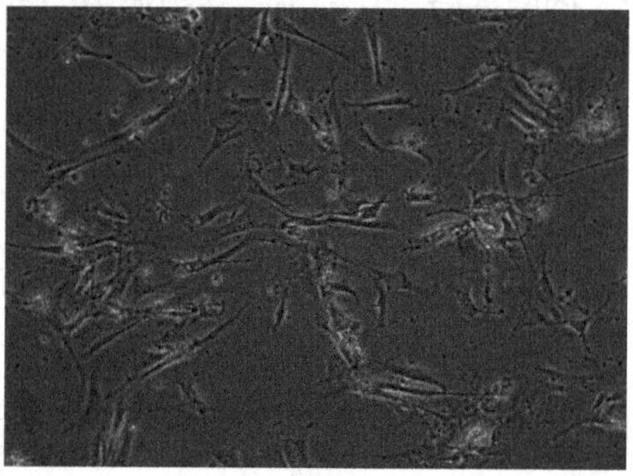

图 10-4　第一次传代后 48 小时细胞形态（低倍）

六、注 意 事 项

1. 细胞培养箱、无菌室、超净工作台及细胞培养所需要的吸管和手术器械等消毒工作要及时进行。

2. 无菌操作过程中，一定要保持工作区的无菌清洁，放入超净工作台的物品需要喷75%乙醇溶液后才能够放入，除液体试剂外，所有使用的物品放入后紫外灯照射至少 30 分钟，才能够关闭紫外灯，启动超净工作台的吹风。操作过程中如果需要说话请事先戴好口罩，严禁用手直接拿无菌的物品，应戴上橡胶手套并喷 75%乙醇溶液后才能拿。灭菌盒的物品最好用镊子夹出后再拿。所有细胞培养的试剂打开瓶盖后的操作全部要在超净工作台内完成，操作完毕盖好塞子后要用封口膜封上才能拿出超净工作台。使用的吸管从消毒的铁桶或者塑料包装拿出的时候手拿末端，一定不能接触尖端，因为尖端需要接触液体或者伸入瓶内，应避免发生污染。

3. 组织块尽量剪碎，便于贴壁后细胞从组织块的边缘游离长出，在种植到培养瓶底的时候组织块间的间隔要小，这样可以缩短细胞长成致密单层的时间。

4. 用 PBS-平衡盐溶液清洗组织块的时候要充分清洗，尽量清除血细胞，避免血细胞溶血后影响游离细胞的生长。

七、作业与思考题

1. 细胞能够在体外培养获得大量细胞的关键条件有哪些？
2. 简述原代细胞培养操作的基本程序及注意事项。

实验十一　细胞骨架的制备与观察

一、实验目的

1. 了解动物细胞骨架的基本形态结构特征。
2. 掌握考马斯亮蓝 R250 染细胞骨架微丝的方法。

二、实验原理

细胞骨架（cytoskeleton）是指真核细胞中由蛋白质聚合而成的三维纤维状网架体系，按组成成分和形态结构的不同可分为微管、微丝和中间纤维。细胞骨架对细胞形态结构的维持及细胞运动、生长、分裂、分化、物质运输和信号转导等起着非常重要的作用。目前研究细胞骨架的主要方法是应用高压电镜或免疫荧光显微技术等。本实验主要介绍考马斯亮蓝 R250 对微丝组成的应力纤维的染色方法，属于化学染色的方法。考马斯亮蓝 R250 是一种普通的蛋白质染料，不具有特异性，可以把细胞骨架的三种结构都着色，因此，在染色之前需要进行处理，将结构不太稳定的微管蛋白去掉，由于中间纤维的纤维丝比较细，在光学显微镜下无法分辨，因此我们观察到的主要是微丝形成的应力纤维，直径约为 40 nm。应力纤维形态长直，常与细胞的长轴平行并且贯穿细胞。细胞骨架在常用的固定条件（如低温、高压、酸处理等）下不稳定，当采用适当的手段，如以 M 缓冲液洗涤细胞，可以提高细胞骨架的稳定性；3%戊二醛在室温下固定能较好地保存细胞骨架的蛋白质成分；用 Triton X-100 抽提液能抽提掉一部分杂蛋白，可使骨架成分显现得更加清晰。

三、实验器材和试剂

1. 器材　普通光学显微镜、电子天平、称量瓶、试剂瓶、镊子、载玻片、盖玻片、恒温培养箱等。

2. 试剂　6mmol/L 磷酸盐缓冲液（PBS）（pH6.5）、M 缓冲液（pH7.2）、1%Triton X-100 抽提液、0.2%考马斯亮蓝 R250 染液、3%戊二醛溶液等。

3. 洋葱鳞茎内表皮、培养的小鼠成纤维细胞或人非小细胞肺癌细胞 H1229。

四、实验方法与步骤

（一）洋葱鳞茎内表皮细胞骨架染色

1. 取材　取洋葱鳞茎内表皮（边长为 5～6mm），放入装有 6mmol/L PBS 的小皿中，使其下沉，放置 5 分钟。

2. 抽提　吸除 PBS，加入 2 ml 1% Triton X-100 抽提液，加盖。放到 37℃恒温培养箱中处理 20 分钟。

3. 冲洗　弃去 1% Triton X-100 抽提液，加入 2 ml M 缓冲液轻轻洗洋葱鳞茎内表皮，每次 3 分钟，共 3 次。

4. 固定　加入 2 ml 3%戊二醛溶液，固定 15 分钟。

5. 冲洗　弃去固定液，加入 2 ml 6mmol/L PBS 轻轻洗洋葱内表皮，每次 3 分钟，共 3

次，用滤纸吸干残留的液体。

6. **染色** 加入 2 ml 0.2%考马斯亮蓝 R250 染液，染色 15 分钟。

7. **制片** 弃去染液，用蒸馏水轻轻洗 3 次。把标本平铺在载玻片上，加盖玻片。

8. 用光学显微镜观察，先用低倍镜找到细胞骨架，再用高倍镜观察。

（二）小鼠成纤维细胞骨架染色

1. **取材** 取一片长有小鼠成纤维细胞（或人非小细胞肺癌细胞 H1229）的圆形盖玻片，放入装有 6mmol/L PBS 的小皿中，注意有细胞的一面朝上，用 1ml 6mmol/L PBS 洗 3 次，每次 1 分钟。

2. **抽提** 吸掉 PBS，加入 2 ml 1% Triton X-100 抽提液，加盖。放到 37℃恒温培养箱中处理 15 分钟。

3. **冲洗** 弃去 1% Triton X-100 抽提液，加入 2 ml M 缓冲液轻轻洗细胞 3 次，每次 3 分钟。

4. **固定** 加入 2 ml 3%戊二醛溶液，固定 15 分钟。

5. **冲洗** 弃去固定液，加入 2 ml 6mmol/L PBS 轻轻洗细胞，每次 2 分钟，共 3 次，用滤纸吸干残留的液体。

6. **染色** 加入 2 ml 0.2%考马斯亮蓝 R250 染液，染色 15 分钟。

7. **制片** 弃去染液，用蒸馏水轻轻洗 3 次，用滤纸吸干标本边缘水分，晾干后，把有细胞的一面倒扣在载玻片上。

8. **观察** 用光学显微镜观察，先用低倍镜找到细胞骨架，再用高倍镜观察。

五、实验结果和记录

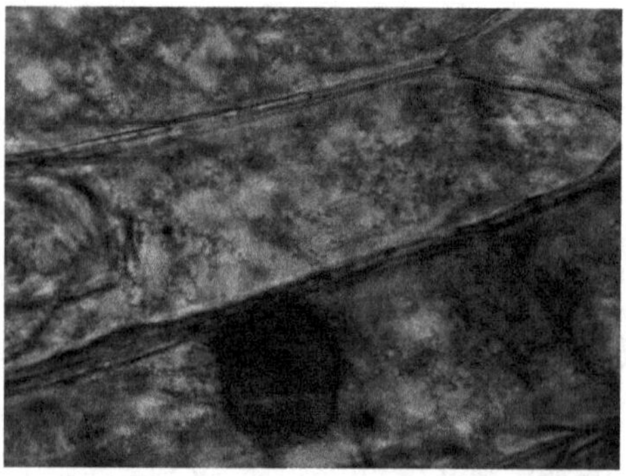

图 11-1 洋葱鳞茎内表皮细胞的细胞骨架（200×）

1. 将制备好的装片置于光学显微镜的低倍镜下，可见到排列比较规则的长方形洋葱鳞茎内表皮细胞的轮廓，细胞内有被染成蓝色的粗细不等的分支状结构，这便是洋葱鳞茎内表皮细胞的细胞骨架（图 11-1）。如果要观察细胞骨架的立体结构，应转换高倍镜调节细准焦螺旋直到观察清晰为止。

2. 在低倍镜下能够观察到小鼠成纤维细胞的轮廓，但是此时细胞膜已经被抽提掉了，观察到的主要是细胞核与微丝形成的应力纤维。转换到高倍镜观察，可见在细胞中分布着许多排列不规则的纤维束，走向比较清晰，呈浅蓝色或者深蓝色。但是实验中也有部分细胞骨架纤维呈现的不是纤维状，而是颗粒状或者串珠状，这是由于在固定和洗涤的过程中，没有将溶解下来的膜蛋白等成分去除掉所致。考马斯亮蓝 R250 染料是非特异性染料，不能区分蛋白质的种类，只要是蛋白质都会染上蓝色（图 11-2）。

3. 人非小细胞肺癌细胞 H1229 的细胞骨架观察，首先在低倍镜下找到形态比较好分散的细胞，看到该细胞的细胞骨架蛋白在细胞核周围比较分散，有些呈颗粒状，大部分沿长轴分布（图 11-3）。

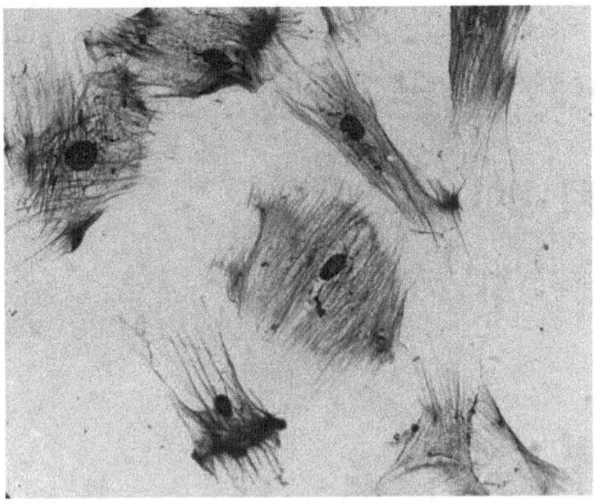

图 11-2　小鼠成纤维细胞的细胞骨架（400×）

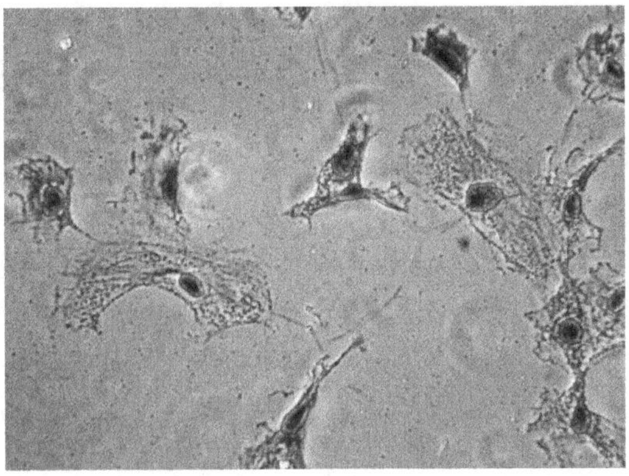

图 11-3　人非小细胞肺癌细胞 H1229 的细胞骨架（200×）

六、注 意 事 项

1. 用 1% Triton X-100 抽提液抽提细胞的时间比较关键，如果孵育的时间太短，细胞器膜上的蛋白质没有被抽提完全则会造成较深的背景，使细胞骨架观察不明显。如果抽提的时间太长，则会破坏掉骨架蛋白使骨架纤维断裂，因此一般抽提 15～30 分钟。

2. 每一次加液体进行反应或者染色后，都要将前面的液体吸除干净，才能够把溶解的蛋白质洗涤掉。

3. 3%戊二醛溶液对细胞骨架和细胞形态的维持十分重要，固定时间应不低于 15 分钟。

七、作业与思考题

1. 绘制洋葱鳞茎内表皮细胞与小鼠成纤维细胞骨架图。
2. 在该实验中，M 缓冲液处理细胞的作用是什么？
3. 该实验中看到的细胞骨架成分是什么，为什么看不到其他成分？

附：试剂配制

1. 6mmol/L PBS（pH6.5）　首先分别配制 A 液（$NaH_2PO_4 \cdot 2H_2O$ 936mg/1000ml）和 B 液（$Na_2HPO_4 \cdot 12H_2O$ 2148mg/1000ml），工作液按 A 液 68.5ml + B 液 31.5ml（用 $NaHCO_3$ 调 pH 至 6.5）配制。

2. M 缓冲液（pH7.2）　咪唑 3.4g，KCl 3.7g，$MgCl_2 \cdot 6H_2O$ 101.65mg，EGTA[乙二醇双（2-氨基乙基醚）四乙酸] 380.35mg，EDTA（乙二胺四乙酸） 29.22mg，巯基乙醇（mercaptoethanol） 0.07ml，甘油 292ml，加蒸馏水定容至 1000ml（用 1mol/L HCl 调 pH 至 7.2）。

3. 1% Triton X-100 抽提液　Triton X-100 10ml，M 缓冲液 990ml。

4. 0.2%考马斯亮蓝 R250 染液　考马斯亮蓝 R250 2g，甲醇 465ml，冰醋酸 70ml，蒸馏水 465ml。

5. 3%戊二醛溶液　25%戊二醛 120ml，6mmol/L PBS（pH6.5）880ml。

实验十二　细胞化学融合实验

一、实 验 目 的

1. 掌握细胞化学融合的操作方法及细胞融合率的计算方法。
2. 熟悉聚乙二醇诱导细胞融合的原理。
3. 了解细胞融合的各种方法及优缺点。

二、实 验 原 理

正常情况下，两个细胞接触是不能发生融合现象的，因为细胞各自存在完整的细胞膜，在特殊融合诱导的作用下，两个细胞的细胞膜会发生一定的变化，可促进两个甚至多个细胞聚集，相互接触的细胞膜之间融合，继之细胞质融合，形成一个大的融合细胞。细胞融合（cell fusion）是指两个以上细胞合并成一个双核或多核细胞，又称为细胞杂交。细胞融合过程是指细胞膜的连接与融合，细胞质融合和核融合，并形成一类新的细胞类型的现象。大多数体细胞杂交是用人的细胞与小鼠、大鼠或仓鼠的体细胞进行融合。细胞融合是细胞工程的核心技术之一，目前已经被广泛应用于细胞生物学和医学研究的很多领域，如研究细胞核和细胞质的关系、细胞衰老控制，以及制备单克隆抗体、杂交育种等。细胞融合人工诱导物较多，常用的有生物灭活的仙台病毒、电脉冲、激光和聚乙二醇（polyethyleneglycol，PEG）。目前应用最为广泛的是聚乙二醇，因为该试剂融合效果稳定，而且操作方法简便，试剂易得，不需要特别贵的仪器。聚乙二醇[$HOH_2C(CH_2OCH_2)_nCH_2OH$]是一种多聚化合物，只有分子量在200～6000者才可用作细胞融合剂。由于聚乙二醇分子具有负极性，故可以与具有正极性基团的水、蛋白质和糖类等形成氢键，从而在细胞膜之间形成分子桥，导致细胞膜发生粘连进而促进细胞融合；此外，聚乙二醇能增加膜脂的流动性，也利于细胞核和细胞器发生融合。

三、实验器材和试剂

1. **器材**　普通光学显微镜、离心机、水浴锅、刻度离心管、滴管、载玻片、盖玻片等。

2. **试剂**　生理盐水、0.03%詹纳斯绿B溶液、Alsever液、GKN液、50%PEG（MW4000）溶液、肝素溶液等。

3. 鸡血红细胞。

四、实验方法与步骤

1. **鸡血红细胞悬液制备**　从成年家鸡的翼根静脉用注射器采血，注入试管后迅速加入肝素溶液混合（100U肝素/5 ml全血），制成抗凝全血。用Alsever液配成1∶3的细胞悬液，放于4℃冰箱保存，一周内使用。

2. 取鸡血红细胞悬液1ml，移入10 ml离心管，加入4 ml生理盐水混匀，1000 r/min 离心5分钟。

3. 用吸管弃上清液，加生理盐水5 ml，用指弹法（或者吸管轻轻吹打）将细胞团块弹散，混匀后1000 r/min 离心5分钟。

4. 重复上一步骤一次，再离心洗涤 1 次。

5. 收集最后 1 次离心沉淀的血细胞，加入 5 ml GKN 液，轻轻吹散，混匀。

6. 取上述细胞悬液 1 ml 到 1 个试管中，加入 0.5 ml 预热的 50% PEG 液混匀，置于 37℃水浴中温浴 3～5 分钟。取融合与未融合的鸡血红细胞悬液各 1 滴，分别滴于载玻片上的两侧，加入 0.03%詹纳斯绿 B 染液染 3 分钟后，盖上盖玻片观察。

7. 利用光学显微镜高倍镜观察细胞融合形成的情况，找到处于不同融合阶段的细胞，并随机观察 5～8 个视野，进行计数，计算细胞的融合率。

融合率=（视野内发生融合细胞核总数/视野内所有细胞核总数）×100%

五、实验结果和记录

在高倍镜下可以看到 2 个或者 2 个以上的鸡血红细胞开始接触，然后 2 个或者多个细胞膜融合在一起，细胞核也进一步发生了融合，形成一个同核体细胞（图 12-1）。要注意观察细胞融合的整个过程是逐渐开始融合的，最后完全融合形成新细胞。在实验报告上绘制显微镜下所观察的细胞融合过程示意图，在观察过程中要注意区分融合细胞与重叠的鸡红细胞，并根据观察的计数结果计算细胞融合率。

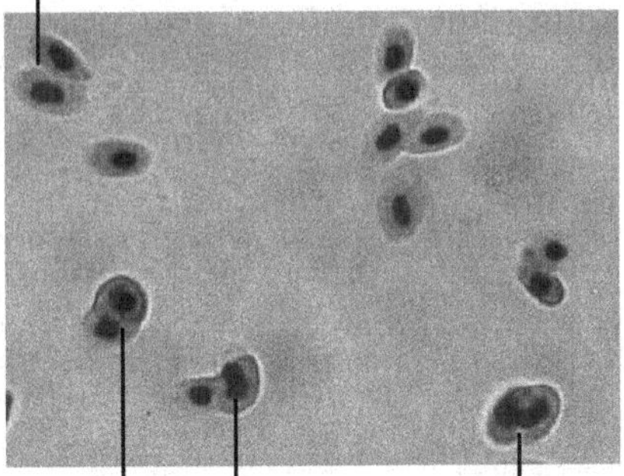

图 12-1 鸡血红细胞融合过程（400×）

六、注 意 事 项

1. PEG 相对分子质量为 4000，浓度为 50%时，细胞融合率较高。

2. 滴加 50% PEG 溶液时，应缓慢、逐滴加入，而且每加一滴应用手指轻弹试管底部，滴加完毕后充分温和混匀整个溶液体系，否则细胞容易成团。滴加全部 PEG 溶液混匀后要继续保温 3～5 分钟。

3. 细胞融合实验对温度和 pH 很敏感，最佳实验温度应控制在 37～39℃，所配试剂溶液 pH 应该控制在 7.0～7.2。

七、作业与思考题

1. 绘制在显微镜下所观察到的细胞融合过程示意图。

2. 用文字注明细胞融合各个阶段的主要特点。

附：试剂配制

1. Alsever 液 葡萄糖 2.05 g，枸橼酸钠 0.89 g，枸橼酸 0.05 g，NaCl 0.42 g，蒸馏水 100 ml 调 pH 至 7.2，高压灭菌 10 分钟，冷却后放于 4℃冰箱备用。

2. GKN 液 8 g NaCl，0.4 g KCl，1.77 g $NaH_2PO_4 \cdot 2H_2O$，0.69 g $Na_2HPO_4 \cdot 12H_2O$，2 g 葡萄糖，0.01 g 酚红，加水定容至 1000 ml。

3. 50%PEG（MW4000）溶液 实验前临时配制，水浴加热溶化后，加入预热至 50℃的 GKN 液混匀，置 37℃备用。

实验十三　细胞增殖的检测

一、实验目的

1. 掌握 MTT 法检测细胞增殖活力的操作步骤及应用。
2. 熟悉 MTT 法检测细胞增殖活力的原理。
3. 了解细胞增殖可以用于哪些研究性实验。

二、实验原理

MTT 法检测细胞增殖活力的原理：在很多实验中，需要检测细胞的活力，或者细胞毒性实验中都需要用到 MTT 法。MTT 的化学名称为 3-（4，5-二甲基-2-噻唑）-2，5 二苯基四氮唑溴盐，即噻唑蓝。MTT 法于 1983 年由 Mosmann 首创，其原理是利用活细胞内的线粒体中的琥珀酸脱氢酶将 MTT 还原成不溶性的蓝紫色结晶甲臜，并沉积在细胞中。细胞中的甲臜可以用二甲基亚砜溶解，溶液颜色的深浅与所含的甲臜量成正比。用酶联免疫检测仪在 490nm 波长处测其吸光度值，并根据光吸收值的高低计算活细胞数量。在一定细胞数范围内，光吸收值与活细胞数成正比。死细胞内酶失去活性，因此不形成甲臜。MTT 法能简单、快捷、准确地测定细胞的增殖反应，而且能避免由于人为操作因素造成的实验误差，大大地提高了实验结果的准确性和重现性。MTT 法目前大多用于检测培养细胞的生长和增殖，亦用于新药筛选实验、细胞毒性实验、肿瘤细胞敏感性实验等。

$$\text{细胞增殖率}=\frac{\text{实验组平均吸光度值}}{\text{对照组平均吸光度值}}\times 100\%$$

三、实验器材和试剂

1. 器材　相差显微镜、混合振荡器、水浴锅、酶联免疫检测仪、超净工作台、移液枪、灭菌移液枪头、废液缸、二氧化碳培养箱、96 孔细胞培养板等。

2. 试剂　RPMI-1640 细胞培养液、胎牛血清、0.25%胰蛋白酶溶液、二甲基亚砜溶液、5mg/ml MTT 溶液、0.4%锥虫蓝溶液、H_2O_2 等。

3. HepG2 细胞（或者其他细胞系）。

四、实验方法与步骤

MTT 法检测细胞增殖的步骤如下所述。

1. 铺板　取一瓶生长良好的 HepG2 细胞，用胰蛋白酶溶液消化，并用含有 10%胎牛血清的 RPMI-1640 细胞培养液制成单个细胞悬液，进行细胞计数得到细胞浓度。以 3000 个/孔接种于 96 孔板，体积为 100μl，在培养板的最右侧留 8 个孔不接种细胞，作为空白对照。

2. 培养　铺板后，在二氧化碳培养箱 37℃、5%二氧化碳及饱和湿度的条件下培养 24 小时，其后进行试剂处理，整个实验分为对照组 5 竖排，实验组 6 竖排（H_2O_2 浓度分别为 1、2、4、8、16、32μmol/L），空白对照组 1 竖排。继续培养 48 小时。

3. 加入 MTT　每孔加入 20μl 5 mg/ml 的 MTT，如果实验组试剂具有氧化性，能与 MTT

反应，应先离心弃去培养液，用 PBS 轻轻地冲洗 1～2 遍后，再加入含相应浓度的 MTT 培养液，继续培养 4 小时。

4. 溶解甲臜　先去掉含 MTT 的培养液，并注意不要碰到底部的甲臜。每孔加入 100μl 二甲基亚砜溶液，避光振荡 10 分钟，以充分溶解紫色结晶。

5. 测定　用酶联免疫检测仪测定波长 490 nm（570 nm）处各孔的吸光度值（OD），实验组和对照组 OD 值减去空白组 OD 值调零。

6. 计算实验组的细胞存活率、抑制率　细胞存活率越小，说明实验组试剂对细胞损伤作用越强；抑制率越大，说明实验组试剂的作用强度越大。计算公式如下：

$$细胞存活率=\frac{实验组OD值-空白组OD值}{对照组OD值-空白组OD值}\times 100\%$$

$$细胞抑制率=\left(1-\frac{实验组OD值-空白组OD值}{对照组OD值-空白组OD值}\right)\times 100\%$$

五、实验结果和记录

细胞增殖实验 MTT 法主要是用酶联免疫检测仪测试 OD 值，然后再进行计算比较各实验组的细胞增殖情况，因此需要及时对实验结果进行处理、比较，将实验结果记录在实验本上。

六、注 意 事 项

1. 酶联免疫检测仪测试的 OD 值仅在适当的细胞浓度时与细胞数目呈线性关系，因此在实验过程中，必须将细胞调整到适当的浓度，OD 值不能超过 1.0。

2. 血清物质会干扰 OD 值，因此在显色后尽可能将孔内的培养液吸干净，但是注意不要吸掉紫色的结晶物，以免影响结果的准确性。

七、作业与思考题

1. 记录测试结果，并学会计算细胞存活率和细胞抑制率。

2. 比较锥虫蓝染色法进行细胞计数计算细胞活力和 MTT 法检测细胞活力的结果与关系，讨论这两种方法各适用于哪些实验？

附：试剂配制

MTT 溶液　避光条件下称取 250 mg MTT 粉末，在 pH7.2 的 50ml 的 0.01mol/L PBS 中溶解，并用 0.22μm 的微孔滤器除菌，分装，1～2 周内使用，放于 4℃避光保存。长期使用–20℃保存。粉末避光保存在 4℃冰箱中，根据需要每次配 50ml 或者 100ml。

实验十四　人体外周血淋巴细胞培养及染色体标本制备

一、实验目的

1. 掌握人体外周血淋巴细胞培养的基本方法。
2. 熟悉人体外周血淋巴细胞染色体标本制备的技术方法。

二、实验原理

人体外周血淋巴细胞培养及染色体标本制备是研究人类染色体的最常用方法。该方法取材方便，需血量少，操作简单，因此在基础医学研究、临床染色体检查和染色体病的诊断等方面被广泛应用。

人体外周血中的淋巴细胞大部分为小淋巴细胞，通常处于细胞周期的 G_0 期，这些已分化的细胞几乎没有分裂增殖能力。所以，在离体血培养细胞中很不容易找到正在分裂的淋巴细胞。而从菜豆中提出的植物血凝素（PHA）可以刺激小淋巴细胞转化为淋巴母细胞，因为淋巴母细胞具有分裂增殖能力，故其可重新进入细胞周期进行有丝分裂。由于细胞有丝分裂中期染色体形态结构最典型、最清晰，所以，在人类外周血淋巴细胞培养过程中，为了获得大量中期分裂象染色体，在终止细胞培养前 2 小时必须加入适当浓度的秋水仙碱，它可破坏纺锤丝的形成、阻抑分裂中期活动，使细胞分裂停滞在中期，从而获得大量中期分裂象细胞。

在进行染色体标本的制备过程中，需要用低渗液（0.075mol/L KCl）进行低渗处理，其作用是使细胞体积胀大，细胞膜、核膜胀破，染色体分散，细胞质背景降低；同时还需要用固定液（甲醇：冰醋酸=3：1）进行固定，以利于染色体松散，可获得分散好、易于分析的分裂中期染色体标本。

三、实验器材和试剂

1. 器材　超净工作台，隔水式恒温培养箱，离心机，鼓风干燥箱，冰箱，高压蒸汽消毒锅，分析天平，架盘天平，无菌正压滤器，无菌注射器（1ml、2ml、5ml），针头，链霉素瓶，显微镜，其他设备（如烧杯、量筒、吸管、染色缸等）。

2. 试剂　RPMI-1640 培养液，胎牛血清，520U/ml 肝素溶液，40μg/ml 秋水仙碱，0.075mol/L KCl 低渗液，固定液（甲醇：冰醋酸＝3：1，现用现配），生理盐水，0.4%酚红溶液，吉姆萨染液，2.5%胰蛋白酶溶液（Hank's 液配制），1mol/L HCl 溶液，1mol/L NaOH 溶液等。

3. 材料　人静脉血。

四、实验方法与步骤

1. 采血与接种

（1）抽取 0.2ml 肝素溶液湿润无菌注射器针筒后，在肘部常规消毒，取静脉血 1～2ml。

（2）立即把血样送至超净工作台，在酒精灯火焰旁将静脉血接种到有 5ml 含 10%胎牛血清的 RPMI-1640 培养液的培养瓶内（已在室温融化，瓶盖消毒），每瓶 0.2～0.3ml，轻轻摇匀。

2. 细胞培养

（1）把培养瓶放进37℃培养箱内培养72小时。

（2）在结束培养前2～4小时，每支培养瓶内加入40μg/ml秋水仙碱2滴，终浓度为0.1～0.15μg/ml，摇匀后置37℃培养箱内继续培养2～4小时。

3. 制片

（1）收集细胞：当培养结束时，用吸管充分吹打培养瓶壁，将培养物吹匀，移入10ml离心管中，以1500r/min离心10分钟，吸去上清液，保留底物。

（2）低渗处理：每管加入5ml 37℃预温的0.075mol/L KCl低渗液，用吸管吹匀，置37℃恒温箱低渗处理30分钟左右，使红细胞破裂、淋巴细胞膨胀及染色体分散。

（3）预固定：每管加入新配固定液（甲醇：冰醋酸=3：1）2～3滴，将细胞轻轻吹匀，置于离心机中，1500r/min离心10分钟，吸去上清液。

（4）第一次固定：加5ml固定液，吹匀，室温固定不少于30分钟（或过夜），离心10分钟（1500r/min），弃上清液。

（5）第二次固定：加5ml固定液，吹匀，离心10分钟（1500r/min），弃上清液。

（6）制片：每管加入固定液0.2～0.3ml，用吸管吹匀，制成细胞悬液。用滴管吸取少许细胞悬液，以20～30cm的高度滴在冰冷的洁净载玻片上，每片2～3滴，将玻片放入干燥箱中烘烤2小时，使染色体分散并均匀平铺于玻片上。将制片收集于片盒中。

4. 常规染色和G显带染色

（1）常规染色：将干燥后的玻片放入1：10吉姆萨染液缸中染色10～20分钟，自来水轻轻冲洗、晾干。

（2）G显带染色

1）取2.5%胰蛋白酶溶液5ml和生理盐水45 ml加入染色缸中，混匀，用1mol/L NaOH溶液或1mol/L HCl溶液及0.4%酚红溶液调节胰蛋白酶溶液成紫红色（pH6.8～7.2），置37℃预温。

2）将玻片标本置于胰蛋白酶溶液中消化25～45秒。随着处理标本数量增加，胰蛋白酶逐渐被消耗，作用时间需逐渐延长。

3）将玻片标本置于37℃预温的生理盐水中，再用蒸馏水冲洗玻片。

4）将玻片标本置于37℃预温的吉姆萨染液缸中，染色5～10分钟。

5）自来水轻轻冲洗，空气中干燥，显微镜观察。

五、实验结果和记录

该实验的实验过程比较长，需要详细记录实验步骤，操作时严格按照时间操作，注意实验细节，实验结果要在显微镜下才能观察判断。

六、注 意 事 项

1. 器皿洗涤一定要干净，不能残留酸或碱。

2. 秋水仙碱用量和作用时间一定要适当。用量过大、作用时间过长，均会造成染色体缩短和发生异常分裂，甚至染色体断裂。

3. 低渗处理是制片的重要步骤。低渗的时间、温度会影响染色体的分散和分裂象的数目，还会造成有细胞质背景、染色体丢失。

4. 固定液须在使用时配制，固定要彻底，第一次固定通常不少于 30 分钟，加固定液要沿管壁慢慢加入，否则染色体容易扭转；固定不足，染色体易出现毛刷状。

5. 在 G 显带染色体标本的制备过程中，必须严格控制胰蛋白酶消化时间，时间过短显不出带纹，时间过长则易导致染色体不规则或呈空泡状。

七、作业与思考题

每位同学交两张染色体标本制片。

实验十五　人类染色体的形态观察

一、实验目的

1. 掌握人类染色体的形态数目及其分组特征。
2. 熟悉染色体计数与性别鉴定方法。

二、实验原理

人类染色体的命名是按照丹佛体制及其伦敦会议提出的标准，根据染色体的长度和着丝点的位置，对染色体进行配对，并按其长度依次排列、分组、编号。本实验要求掌握各组染色体的识别特征及每组内各对染色体的识别特征。染色体的形态观察主要涉及以下方面。

1. **染色体的相对长度**　通常用百分比表示，其计算公式如下：

染色体相对长度=（染色体长度/染色体组总长度）×100%

2. **臂比率**　指每条染色体长臂与短臂的长度比值。
3. **着丝粒指数**　指每条染色体短臂长度与该染色体全长之比，通常用百分率表示。
4. 随体的有无。

三、实验器材和试剂

1. **器材**　人类染色体非显带标本制片、显微镜、显微镜投影、计数器。
2. **试剂**　香柏油、二甲苯。
3. 人类染色体 G 显带标本制片。

四、实验方法与步骤

1. 染色体的形态特征观察

（1）在低倍镜下找到分散合适的染色体分裂象，移到视野的中央（图 15-1）。

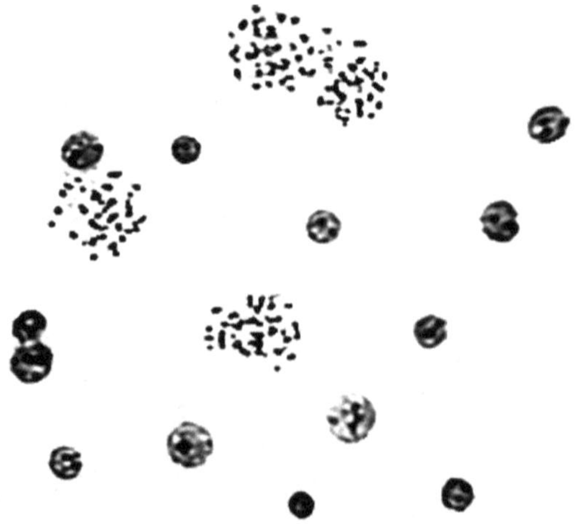

图 15-1　正常人外周血淋巴细胞染色体中期分裂象（低倍）

（2）转换高倍镜，并将染色体分裂象移到视野的中央。

（3）转换油镜，并将染色体分裂象移到视野的中央（图 15-2）。

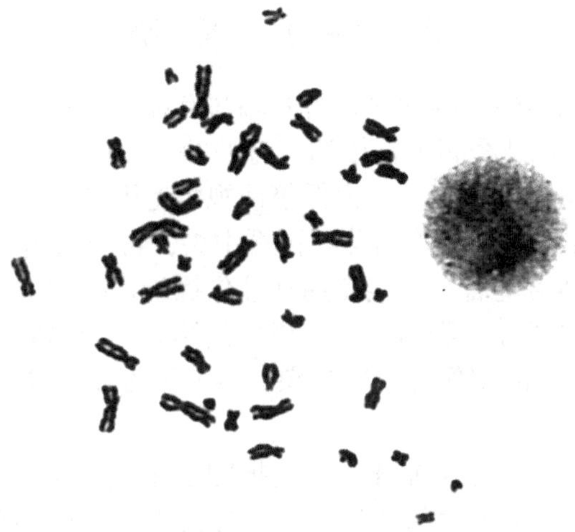

图 15-2　正常人外周血淋巴细胞染色体中期分裂象（油镜）

（4）染色体计数：当找到分散好的染色体分裂象，根据染色体自然分散的情况，将其分成不同的区，分别计数每个区的染色体数，最后将各区染色体数加起来得到染色体总数。

（5）观察染色体的形态特征（表 15-1）。

表 15-1　人类各号染色体的主要特征

组别	染色体编号	大小	着丝粒位置	次缢痕	随体	鉴别程度
A	1～3	最大	1、3 中央，2 亚中	1 号常见	—	可鉴别
B	4～5	次大	亚中		—	不足以鉴别
C	6～12，X	中等	亚中	9 号常见	—	难以鉴别
D	13～15	中等	近端		有	难以鉴别
E	16～18	较小	16 中央，17、18 亚中	16 号常见	—	可鉴别
F	19～20	次小	中央		—	不足以鉴别
G	21～22，Y	最小	近端		有	可鉴别

2. 性别鉴定方法　G 组的染色体是最小的近端着丝粒染色体，包括 21、22、Y 染色体。在染色体正常情况下，当 G 组染色体数有 4 条时，为女性；当 G 组染色体数有 5 条时，为男性。

3. G 显带染色体标本观察　由于非显带染色体标本不能准确地识别各号染色体。为了更准确地区分每一条染色体，需利用显带技术，使各号染色体在其长、短臂上显示出特定的明暗相间的带纹。

对 G 显带染色体进行观察，可参照“核型分析”实验中表 16-1，即人类 G 显带染色体特征及识别要点，初步区分各号染色体。

五、实验结果和记录

1. 绘制正常人体细胞分裂中期染色体图时，按染色体自然分布的形态特征进行绘图。

2. 用铅笔进行绘图，用两条交叉的线表示姐妹染色单体，两条线交叉的点为着丝粒所在的位置，注意中央着丝粒染色体、亚中着丝粒染色体、近端着丝粒染色体的区别。

六、注 意 事 项

1. 注意拿到人类染色体标本制片时，磨砂端写有编号的一面为正面，染色体标本在此面；此外，其他班级观察时已经滴了香柏油，有油的一面也可以判断为正面。

2. 一定要先从低倍镜开始观察，因为低倍镜视野范围广，易找到染色体分裂象，将找到的染色体分裂象比较分散的染色体图移到视野中央，再换高倍镜进行观察。

3. 从低倍镜转换到高倍镜后，只能使用细准焦螺旋进行调节，以防压碎玻片。

4. 选择合适的染色体图进行绘图，要选择染色体数目为 46 条，有中央着丝粒、亚中着丝粒和近端着丝粒染色体的图作为绘图对象，一开始要多看几个染色体图，直至找到符合条件的染色体。

5. 香柏油的滴加过程中玻片不能移动，先把物镜转换到高倍镜与油镜之间，呈“八”字形，用竹签钝端蘸香柏油滴一滴到通光孔上方的玻片上，然后把油镜转换到通光孔处，调节细准焦螺旋，直到清晰为止，而后进行绘图。

七、作业与思考题

绘一个正常人体细胞分裂中期染色体图。

实验十六 核型分析

一、实验目的

1. 掌握人类染色体G显带核型分析方法。
2. 熟悉人类各号染色体G带的主要特征。

二、实验原理

核型（karyotype）是指一个体细胞中的全部染色体，按照大小、形态特征顺序排列所构成的系列。将待测细胞的全部染色体进行数目、形态结构特征分析的过程，称为核型分析（karyotype analysis）。该技术为临床上染色体病的诊断和病因学研究提供了行之有效的方法。目前，国内外已经能够通过多种显带技术显示染色体的多种带纹，如Q带、G带、R带、C带、高分辨带等，其中G带在临床上被广泛使用。

将染色体标本首先经胰蛋白酶处理，然后用吉姆萨染色，显示的深、浅交替的带纹，称为G带。该方法简单，带纹清晰，标本能长期保存，重复性好。每条染色体均有恒定的带型，在普通光学显微镜下就能观察。各号染色体的带型用长臂（q）或短臂（p）、区、带来描述。如果要描述某染色体上的位置，必须包括染色体号、长臂或短臂、区号、带号，如lp36表示1号染色体短臂3区6带。

三、实验器材和试剂

1. **器材** 剪刀、镊子、牙签。
2. **试剂** 胶水。
3. G显带染色体照片，核型分析报告纸。

四、实验方法与步骤

1. 正常人类G显带染色体照片见图16-1。根据表16-1区分各组、号染色体并标号。

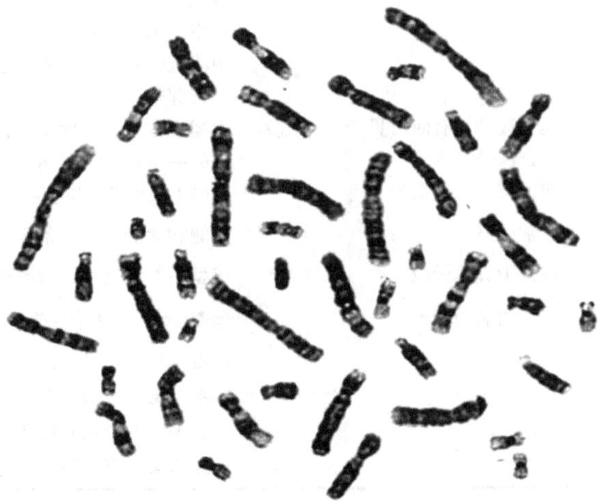

图16-1 正常人类G显带染色体照片

2. 将各条染色体逐一剪下，依次分组配对，反复检查无误后，粘贴在核型分析报告纸的对应位置上，并且长臂朝下，短臂朝上，着丝粒贴在横线上。

3. 用简式或详式写出核型分析结果。

表 16-1 人类 G 显带染色体特征及识别要点

组	染色体号	着丝粒位置	短臂（p）	长臂（q）
A	1	中央	近侧段和中段共 2 条深带，远侧浅染	中、远段共 4 条深带，着丝粒、次缢痕浓染，形似“黑三角”
	2	亚中	有 4 条间隔均匀的深带，中间两条稍靠近，着丝粒浅染	可见 6～8 条深带
	3	中央	近侧 2 条深带，远侧 3 条深带，其近端部的 1 条较窄，中部有一宽的浅染带	近侧 2 条深带，中部有一宽的浅染带，远侧有 3～5 条深带
B	4	亚中	可见 1～2 条深带	4 条间隔均匀的深带，近着丝粒的那条相对更明显
	5	亚中	中央有 1～2 条深带	中段可见 3 条深带，形似“黑腰”，远端 1～2 条深带
C	6	亚中	中段有一条明显浅染带，形似“白脸”，近侧和远侧均有一条深带，前者紧贴着丝粒	长臂有 6 条深带，远侧末端的一条窄而着色浅，近侧一条紧贴着丝粒
	7	亚中	3 条深带，远侧近末端一条较宽而且浓染的深带，形如“瓶盖”	3 条深带，近侧 2 条深带明显
	8	亚中	2 条深带，2 条深带之间有一条浅带隔开，这是 8 号染色体的特征	有 3～5 条带，远侧段有一条明显，恒定
	9	亚中	3 条深带，远侧的两条有时合并为一条	2 条明显的深带，次缢痕一般不着色，有些标本上呈现出特有的狭长颈部，形似“细脖子”
	10	亚中	中段 1～2 条深带	3 条间隔均匀的深带，近侧的一条浓染，这是其特点
	11	亚中	近中段有一条宽的深带，在较好的标本上，其可分为 2 条较窄的深带	近侧可见一条深带，紧贴着丝粒，中段有一较宽的深带，在这 2 条带之间有一宽的浅染带，与 12 号相区别
	12	亚中	中段有一条深带	近侧有一条紧贴着丝粒的深带，中段有一条宽的深带，两条深带之间的浅带比 11 号的浅带稍窄
	X	亚中	中段可见一明显的深带，形如“竹节状”	有 4 条深带，近侧一条很明显，与短臂的深带相对称“竹节样”
D	13	近端		有 4 条深带
	14	近端		近侧可见 2 条深带，其中段有一条着色较淡且窄的深带，远端可见一明显的深带
	15	近端		中段有一明显的深带，远侧浅染，近侧可见 1～2 条淡染深带
E	16	中央	通常浅染，有时可见 1～2 条浅染深带	次缢痕浓染，长度变异大，此外还有 2 条深带，远侧的一条带有时不明显或较浅
	17	亚中	中段可见一条深带	远侧 1 条深带，与近侧的深带之间有一明显宽的浅染带
	18	亚中	通常浅染	近侧和远侧均有一条明显的深带，近侧的宽而浓染
F	19	中央	核型中着色最浅	核型中着色最浅，着丝粒及周围深染，其余均为浅染
	20	中央	一条明显的深带	远侧 1～2 条淡染深带，有时不明显
G	21	近端		近着丝粒处可见一条明显而宽的深带
	22	近端		2 条深带，近侧一条浓染，且紧贴着丝粒，呈点状，近中段的一条染色淡
	Y	近端		远侧深染，有时整个长臂深染或有 2 条深带

五、实验结果和记录

1. 在核型分析报告单上准确填写操作者的信息和实验日期。
2. 将染色体一条一条剪下来按要求贴在核型分析报告单上，着丝粒必须贴到虚线上，长臂朝下，短臂朝上。
3. 最后填写好该G显带染色体的正确核型。

六、注 意 事 项

1. 按照形态剪裁时两端末尾稍留一段空白，防止染色体的端末被剪掉。
2. 染色体着丝粒必须贴到虚线上，长臂朝下，短臂朝上。
3. 同源染色体贴在一起，在两条染色体下方正中标注染色体号。

七、作业与思考题

1. 完成一个正常人体细胞G显带染色体核型分析报告。
2. 熟悉各染色体的基本特征，逐渐能够辨认进行核型分析。

附：人类G显带染色体识别歌诀

一秃二蛇三蝶飘，四像鞭炮五黑腰；
六号短空小白脸，七盖八下九苗条；
十号长臂近带好，十一低来十二高；
十三、四、五一二一，十六长臂缢痕老；
十七长臂戴脚镣，十八白头肚子饱；
十九中间一点腰，二十头上一点黑；
X染色体一担挑，Y染色体长臂戴黑脚。

实验十七　X 染色质的标本制备和观察

一、实验目的

1. 掌握 X 染色质的形成原理及其形态特征、数目。
2. 熟悉 X 染色质标本的制作方法。
3. 了解 X 染色质检查的临床意义。

二、实验原理

在正常女性间期细胞核膜内缘常可见到 1 个被碱性染液深染的、直径约 1μm 的小体。其形状不一，有圆形、扁圆形、三角形和平凸形等。它是由女性的 1 条失活的 X 染色体形成的，是不具有转录活性并呈异固缩状态的 X 染色质，也称为 X 小体或 Barr 小体。X 染色质的数目是 X 染色体数目减 1。正常女性间期细胞中，X 染色质阳性检出率为 20%～70%，男性细胞中则平均低于 1%（0～10%）。但在 Klinefelter 综合征（核型多为 47，XXY）患者细胞核中可见到 1 个 X 染色质。因此，通过 X 染色质数目的检查，可以鉴定性别和性别畸形。

三、实验器材和试剂

1. 器材　显微镜、恒温水浴锅、染色缸、量筒、烧杯、牙签、载玻片等。

2. 试剂

（1）乙醇溶液：50%、70%、95%乙醇溶液。

（2）硫堇染液：A. 硫堇饱和液，将 2g 硫堇溶于 50ml 50%乙醇中，滤纸过滤。B. 乙酸钠缓冲液，乙酸钠 9.714g，巴比妥钠 14.714g，蒸馏水 500ml。C. 0.1mol/L 的 HCl 溶液。

按 A∶B∶C=40∶28∶32 比例将 3 种溶液混合，调节 pH 至 7.5。

（3）生理盐水、5mol/L HCl 溶液、甲醇、冰醋酸等。

3. 口腔黏膜上皮细胞。

四、实验方法与步骤

（一）滴片法

1. 取材

（1）先让受试者（以男性为对照）用水漱洗口腔数次，尽量除去口腔内的细菌和其他杂物。

（2）用牙签刮取口腔颊部黏膜，弃去第一次刮取物。

（3）在同一部位连续刮取数次，将刮取物涮入装有生理盐水的离心管内。

2. 标本制作

（1）将装有细胞悬液的离心管以 1500r/min 离心 10 分钟，弃上清液。

（2）加入新配制的固定液（甲醇∶冰醋酸=3∶1）5ml，混匀，室温固定 10 分钟。

（3）以 1500r/min 离心 10 分钟，弃上清液，留底液。

（4）加入数滴固定液（视底物量而定），充分混匀制成细胞悬液。

（5）将 1～2 滴细胞悬液滴至清洁的载玻片上，空气中干燥。

3. 硫堇染色

（1）将标本片放入蒸馏水中漂洗数分钟。

（2）用 5mol/L HCl 溶液水解 10 分钟。

（3）蒸馏水中漂洗数分钟，充分洗掉 HCl。

（4）将标本片置入硫堇染液中染色 20 分钟。

（5）用蒸馏水漂洗，晾干。

（6）依次用 50%、70%、95%的乙醇溶液冲洗，晾干。

4. 显微镜观察

（1）在低倍镜下找到较集中而又分散均匀的细胞。

（2）在油镜下观察位于细胞核膜内缘深染的 X 染色质（图 17-1，图 17-2）。

（3）镜检 100 个“可计数细胞”，统计 X 染色质阳性细胞的百分率。可计数细胞的标准：①核较大，轮廓清楚完整，无缺损、皱褶，染色清晰；②核质染色均匀，呈细网状或均匀颗粒状，无深染大颗粒及细菌污染。

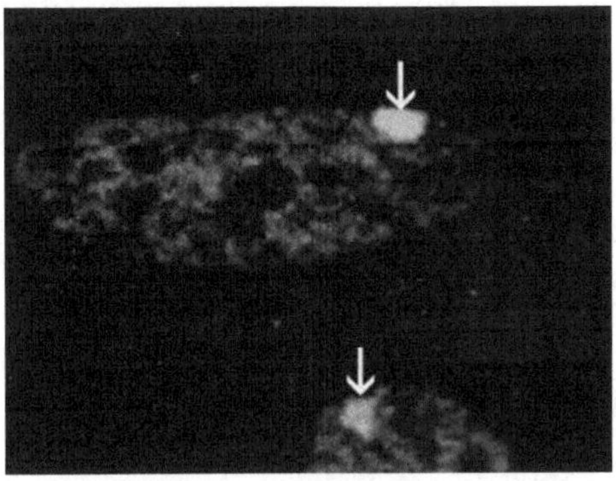

图 17-1 X 染色质电镜图

（二）涂片法

1. 取材 漱口 3～4 次后，用牙签从面颊部内侧黏膜刮取口腔黏膜细胞，将细胞涂于干净载玻片上，用签字笔标记正面。

2. 固定 立即将载玻片放入固定液（甲醇：冰醋酸=3：1）中固定，10 分钟后取出，吹干。

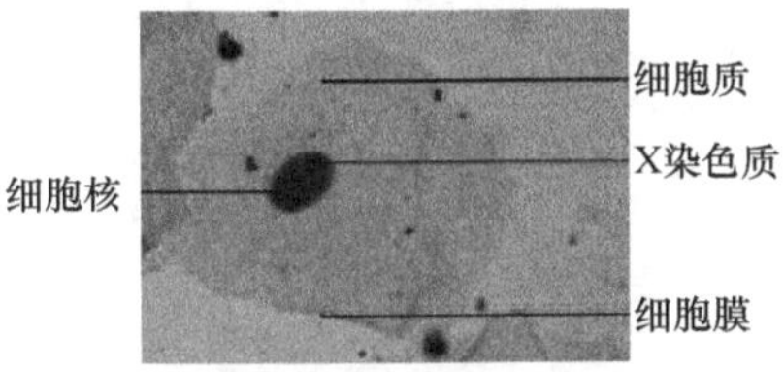

图 17-2 女性口腔黏膜细胞 X 染色质

3. 水解 干燥后将载玻片放入盛有 5mol/L HCl 溶液的染色缸中水解 10 分钟。

4. 冲洗 用自来水冲洗玻片，再用蒸馏水冲洗一次。

5. 染色 将载玻片放入盛有硫堇染液的染色缸中静置 30 分钟。

6. 冲洗 自来水冲洗载玻片，冲去多余的染液，用吹风机吹干。

7. 镜检 用油镜观察 X 染色质的形态，统计 X 染色质阳性率。

五、实验结果和记录

X 染色质一般位于核膜的内缘，染色较深，形状不一，有圆形、扁圆形、三角形和平凸形等，并不是所有的细胞都有 X 染色质，女性 X 染色质的阳性检出率为 20%～70%，但是正常男性 X 染色质阳性率低于 1%。因此在镜检过程中需要计算阳性率，并对实验结果进行分析。

六、注 意 事 项

1. 制片时必须使细胞铺成薄层，防止细胞重叠或折叠造成失误。故涂片时，牙签应慢慢地在载玻片上单向滚动涂片，不可在载玻片上来回涂。

2. 选用饱满的上皮细胞以提高成功率。为此，在刮取口腔黏膜时，可先刮除表面层，然后再刮取较里层的口腔黏膜上皮细胞留用。

3. 酸水解较为重要，水解过轻或过度均会影响实验结果，应掌握好时间和温度。

4. 工作液应新鲜配制。

5. 在低倍镜下选择较典型的可计数细胞核用于观察。

6. X 染色质的鉴别标准：X 染色质是一个致密的浓染小体，形状为三角形或馒头形，紧贴在核膜内缘，直径约为 1μm，轮廓清晰，边缘平滑，染色均匀。

7. 计数时，凡位于细胞核中间的浓染小体均不予计数。可计数的细胞，细胞核必须完整清晰、无缺损、无皱褶，细胞间不重叠。

8. X 染色质的阳性率由于染色方法、操作技术及 X 染色质在细胞核中的位置不同，实际检查中，不可能每一个细胞核中都能看到 X 染色质，一般情况下正常女性 X 染色质阳性率为 20%～70%，正常男性 X 染色质阳性率低于 1%。镜检时，按上述标准，观察 50～100 个细胞，然后统计出 X 染色质阳性率。

9. 羊水细胞、阴道细胞、绒毛细胞及毛囊细胞均可作为 X 染色质检查材料。

七、作业与思考题

完成实验报告 绘出一个所观察的含有 X 染色质的口腔黏膜上皮细胞。

实验十八　荧光显微镜的工作原理与使用

一、实 验 目 的

1. 了解荧光显微镜的基本构造和工作原理。
2. 熟练掌握荧光显微镜的操作和拍照技术。

二、实 验 原 理

荧光显微镜比普通光学显微镜多一些附件，如荧光光源、激发滤光片、双色束分离器和阻断滤片等（图 18-1）。

1. 光源　100～200W 的超高压汞灯，它能发射很强的紫外光和蓝紫光，足以激发各类荧光物质。此外荧光显微镜一般同时配有普通光源，以方便在标本上先找到目标观察对象。

2. 滤色系统　是荧光显微镜的重要部位，由激发滤光片和阻断滤片组成。

（1）激发滤光片：能透过使标本产生荧光的特定波长的光，同时阻挡对激发荧光无用的光，不同激发滤光片可提供不同波长范围的激发光。

紫外光激发滤光片：可使 400nm 以下的紫外光通过。

紫外蓝光激发滤光片：可使 300～450nm 的光通过。

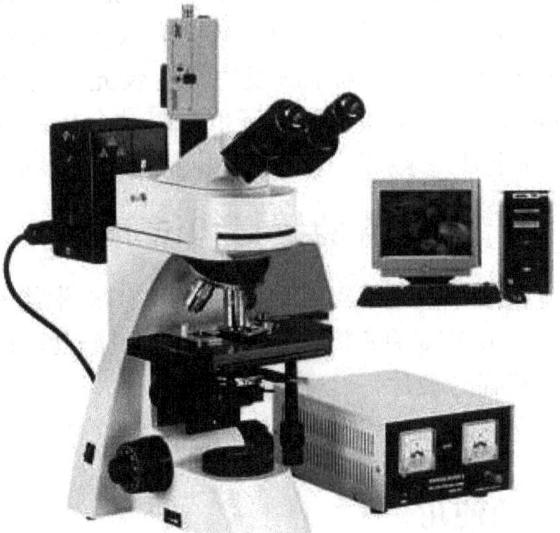

图 18-1　荧光显微镜的构造

蓝紫光激发滤光片：可使 350～490nm 的光通过。

蓝绿光激发滤光片：可使 500nm 的光通过。

（2）阻断滤片：荧光具有专一性，一般都比激发光弱，为能观察到专一的荧光，在物镜后面要加阻断滤片。它的作用有二：一是吸收和阻挡激发光进入目镜，以免干扰荧光、损伤眼睛；二是选择并让特异的荧光透过，表现出专一的荧光色彩。

3. 聚光镜　荧光显微镜的聚光器有明视野聚光器和暗视野聚光器两种。明视野聚光器聚光力强，使用方便，适于观察低、中倍放大的标本。暗视野聚光器具有黑暗的背景，可增强荧光图像的亮度和反衬度，提高图像的质量，能发现亮视野难以分辨的细微荧光颗粒。

4. 双色束分离器 与光轴成 45°，可使激发光向下落射到标本表面，样品被激发后产生荧光，荧光能通过双色束分离器到达目镜，而未被标本吸收的激发光返回后被双色束分离器阻挡。

5. 阻光挡板 将此挡板推进光路，可遮挡激发光通过光路进入物镜，便于操作者用普通光学显微镜通路寻找到待观察部位，拉出该挡板，荧光光路接通，可用于荧光的观察。

6. 物镜 一般有 10×、20×、40×、60×物镜。

7. 目镜 一般有 5×、10×和 15×目镜（常用 10×）。

荧光显微镜是利用较短波长的紫外光照射标本，使样品受到激发，产生较长波长的荧光，可用来观察和分析样品中产生荧光的成分、结构和位置，观察的主要荧光有原发荧光、染色荧光、诱发荧光、免疫荧光和酶诱发荧光等。原发荧光是标本不经任何处理在紫外光照射下发出的荧光；染色荧光是标本经荧光染料处理后，那些对荧光染料具有特异性吸收的部分经激发后发出的荧光。

荧光显微镜与普通光学显微镜不同，它的光源是能发荧光的汞灯，不是起直接照明作用，而是作为一种激发标本内的荧光物质的能源，荧光经物镜和目镜的放大后，在黑暗的背景下呈现彩色的荧光图像。

吖啶橙是经典的极灵敏的荧光染料，它可以对细胞中的 DNA 和 RNA 同时染色而显示不同颜色的荧光。其激发峰为 492nm，荧光发射峰为 530nm（DNA）、640nm（RNA），它与双链 DNA 的结合方式是嵌入双链之间，而与单链 DNA 和 RNA 则由静电吸引堆积在其磷酸根上。在蓝光（502nm）激发下，细胞核发亮绿色荧光（约 530nm），核仁和细胞质 RNA 发橘红色荧光（＞580nm）。吖啶橙的阳离子也可以结合在蛋白质、多糖和膜上而发荧光，但标本制作时的细胞固定处理阻抑了这种结合，从而主要显示 DNA、RNA 两种核酸。

三、实验器材和试剂

1. 器材 荧光显微镜、洁净载玻片、盖玻片、牙签、眼科镊、滴管、吸水纸等。

2. 试剂 95%乙醇溶液、0.01%吖啶橙染液、0.1mol/L 磷酸盐缓冲液（PBS，pH=7.0）等。

3. 人口腔黏膜上皮细胞临时玻片，肝癌细胞玻片。

四、实验方法与步骤

（一）荧光显微镜的使用

（1）启动高压汞灯：打开电源开关，当电压表稳定在 220V 或指示灯变亮后按启动键，汞灯点燃。预热几分钟后汞灯才能达到最亮点，此时可以进行标本玻片的观察。

（2）放置标本玻片。

（3）先关闭阻光挡板，用普通显微镜光路找到待观察细胞的部位，调节焦距使物像清晰。

（4）关闭普通光源，选择针对所观察荧光的合适激发滤光片及阻断滤片，拉开阻光挡板，这时显微镜转换到荧光光路，观察标本，调节细准焦螺旋得到清晰的荧光图像。用油镜观察标本时，必须用无荧光的特殊镜油或无荧光甘油，使用后要及时用擦镜纸把镜油或者甘油擦拭干净，再用蘸有擦镜液的擦镜纸擦拭一遍。

（二）荧光显微镜的使用练习

1. 人口腔黏膜上皮细胞吖啶橙染色

（1）取干净载玻片，用牙签刮取口腔黏膜上皮细胞涂在载玻片上。

（2）待载玻片上细胞稍干后以 95%乙醇溶液固定 5 分钟。

（3）然后晾干滴加 0.01%吖啶橙染液染色 2 分钟。

（4）PBS 漂洗后盖上盖玻片置于显微镜上观察，选择合适的紫外光激发滤光片。

2. 肝癌细胞玻片吖啶橙染色

（1）将细胞玻片放在 35mm 的小皿中，用 PBS 洗 2 次。

（2）待载玻片上细胞稍干后以 95%乙醇溶液固定 5 分钟。

（3）晾干，滴加 0.01%吖啶橙染液染色 2 分钟。

（4）PBS 漂洗 2 次后，细胞玻片晾干后将有细胞的一面倒扣在干净的载玻片上，放于倒置显微镜物镜低倍镜下进行观察，选择合适的紫外光激发滤光片。

五、实验结果和记录

经 0.01%吖啶橙荧光染料染色的细胞，细胞核和细胞质被激发光激发产生绿色和橙红色两种不同颜色的荧光。

六、注 意 事 项

1. 开启汞灯后不可立即关闭，以免灯中水银蒸发不完全损坏电极，一般 15 分钟后才可关闭。
2. 高压汞灯关闭后不能立即重新打开，经 5 分钟冷却后才能再启动，否则会减低汞灯使用寿命。
3. 防止紫外光对眼睛的损害，观察过程中应戴上防护眼镜。
4. 荧光显微镜光源寿命有限，标本应集中观察，每次使用最多不超过 3 小时。
5. 高压汞灯能散发大量热能，灯室必须有良好的散热条件，工作环境温度不宜太高。
6. 标本染色后立即观察，时间久了荧光会逐渐减弱。
7. 在激发光持续照射下标本上的荧光会衰减或猝灭，应避免长时间地在荧光下观察同一部位。

七、作业与思考题

1. 荧光显微镜有哪些特有的装置，使用时的操作要点和注意事项有哪些?
2. 描述观察到的细胞核和细胞质的颜色及形态，用生物绘图的方法标注，并注明细胞核与细胞质的颜色。
3. 简述荧光显微镜的主要功能与用途。

附：试 剂 配 制

1. 0.1mol/L pH7.0 PBS　A 液：$NaH_2PO_4 \cdot H_2O$ 2.76g 加蒸馏水至 100ml；B 液：$Na_2HPO_4 \cdot 7H_2O$ 5.36g 加蒸馏水至 100ml；取 A 液 16.5ml+B 液 33.5ml+ NaCl 8.5g 用蒸馏水稀释至 100ml。

2. 0.01%吖啶橙染液　取 1g 吖啶橙加蒸馏水溶解稀释至 100ml 得到 1%吖啶橙原液（临用时配制 0.01%吖啶橙染液：将 1%吖啶橙原液用 pH7.0 PBS 稀释 10 倍）。

第二部分　复习题及参考答案

第一章　绪　　论

一、学 习 目 标

【掌握】
（1）细胞学说的提出者、主要内容及意义。
（2）细胞生物学相关概念。
（3）原核细胞与真核细胞的异同。
【熟悉】　细胞生物学是现代生命科学的重要基础学科。
【了解】
（1）细胞生物学的研究内容。
（2）细胞生物学的发展史。
（3）细胞生物学与其他学科的关系。

二、复　习　题

（一）名词解释

1. 细胞（cell）

2. 细胞生物学（cell biology）

3. 医学细胞生物学（medical cell biology）

4. 细胞学说（cell theory）

5. 分子细胞生物学（molecular cell biology）

6. 细胞器（organelle）

（二）选择题（单选）

1. 首次用显微镜观察到细胞的是（　　）
A. Leeuwen Hoek　B. Robert Hooke　C. Grew　D.Virchow　E. Darvin
2. 细胞学说是由谁提出来的（　　）
A. Robert Hooke 和 Leeuwen Hoek　B. Sichold 和 Virchow
C. Crick 和 Watson　D. Schleiden 和 Schwann
E. Brown 和 Porkinjie
3. 生命活动的基本结构和功能单位是（　　）
A. 细胞膜　B. 细胞器　C. 细胞质　D. 细胞　E. 细胞核
4. DNA 双螺旋模型是哪一年提出的（　　）
A. 1951　B. 1952　C. 1953　D. 1954　E. 1955
5. 最早观察到有丝分裂的是（　　）
A. Leeuwen Hoek　B. Robert Hooke　C. W.Flemming　D. Virchow　E. Darvin
6. 生命的最基本特征是（　　）
A.生长、发育　B.生殖　C.新陈代谢　D.进化　E.遗传
7. 被列为 19 世纪自然科学三大发现之一的是（　　）
A. 细胞的发现　B. DNA 双螺旋模型　C. 显微镜的发明
D. 细胞学说　E. 细胞学的创立
8. 最先观察和记载植物细胞结构的学者是（　　）
A. 英国生物学家布朗　B. 英国学者罗伯特・虎克　C. 荷兰学者列文・虎克
D. 德国学者施莱登　E. 德国学者施旺
9. 第一台电子显微镜是哪一年研制出的（　　）
A. 1933　B. 1934　C. 1943　D. 1944　E. 1954
10. 人类基因组计划是哪一年启动的（　　）
A. 1980　B. 1985　C. 1990　D. 1995　E. 1996
11. 第一台复式显微镜是谁发明的（　　）
A. 詹森父子　B. 孟德尔　C. 列文・虎克　D. 罗伯特・虎克
E. 施旺
12. 有关细胞生物学的描述，正确的是（　　）
A. 是研究细胞结构、功能和生活史的一门科学
B. 包括显微、亚显微和分子三个层次的研究
C. 是一门高度综合的学科，从细胞的角度认识生命的奥秘
D. 1838～1839 年细胞学说的提出，标志着细胞生物学的诞生
E. 以上都对
13. 关于原生质，以下说法正确的是（　　）
A. 细胞内的全部物质
B. 植物细胞又称为原生质
C. 一个活的动物细胞是一小团原生质
D. 细胞壁、细胞质、细胞核统称为原生质
E. 细胞质就是原生质

14. 以下关于真核细胞的描述错误的是（　　）
A. 有真正的细胞核
B. 其 DNA 分子常与组蛋白结合形成染色质
C. 基因表达的转录和翻译在同一空间同时进行
D. 体积较大
E. 细胞器丰富
15. 以下有关原核细胞特征的描述，错误的是（　　）
A. 不具备真正的细胞核
B. 其 DNA 分子常与组蛋白结合
C. 以无丝分裂方式增殖
D. 没有细胞骨架
E. 体积较小

（三）填空题

1. 从研究内容来看，细胞生物学的发展可分为________、________、________三层次。
2. ________年英国学者________第一次观察到细胞并命名为 cell。
3. 1953 年________和________共同提出了 DNA 分子的________结构模型。
4. 细胞生物学的发展历史大致可分为________、________、________、________和分子细胞生物学几个时期。

（四）简答题

1. 细胞生物学的研究任务是什么？
2. 细胞学说的主要内容和意义是什么？
3. 医学生为什么要学习“医学细胞生物学”？
4. 如何理解细胞是一切生命活动的基本结构和功能单位？

三、参考答案

（一）名词解释

1. 细胞：是生物体形态结构和生命活动的基本单位。
2. 细胞生物学：是在细胞、细胞超微结构和分子水平等不同层次上研究细胞结构、功能及生命活动规律的科学。
3. 医学细胞生物学：是以细胞生物学和分子生物学为基础，研究人体生长发育、衰老死亡的生命活动规律及疾病的发生机制和防治的科学。
4. 细胞学说：一切生物，从单细胞生物到高等动物和植物都是由细胞组成的，细胞是生物形态结构和功能活动的基本单位，一切细胞只能来自原来的细胞，一切病理现象都基于细胞的损伤。
5. 分子细胞生物学：是细胞的分子生物学，在分子水平上探索细胞的基本生命活动规律，主要应用物理和化学的方法、技术，分析研究细胞各种结构中核酸和蛋白质等大分子的构造、组成的复杂结构、这些结构之间分子的相互作用及遗传性状的表现及控制等。
6. 细胞器：指存在于细胞中，用光镜或电镜能够分辨出的，具有一定形态特点，并执行特定功能的结构。

（二）选择题（单选）

1. B　2. D　3. D　4. C　5. C　6. C　7. D　8. B　9. A　10. C　11. A　12. E　13. C

14. C 15. B

（三）填空题

1. 显微水平，亚显微水平，分子水平

2. 1665，Robert Hooke

3. 沃森，克里克，DNA 双螺旋

4. 细胞的发现，细胞学说的建立，细胞学经典时期，实验细胞学时期

（四）简答题

1. 细胞生物学的研究任务是什么?

（1）探明细胞的形态结构与功能。

（2）揭示细胞的各种生化活动规律。

（3）解析细胞与细胞之间、细胞与生物体之间的信息交流及相互间的依存关系。

2. 细胞学说的主要内容和意义是什么?

细胞学说的主要内容为：一切生物都是由细胞构成的，细胞是组成生物体的基本结构单位，一切细胞只能来自原来的细胞，机体的一切病理现象都基于细胞的损伤。

细胞学说的创立对当时生物学的发展起了巨大的促进和指导作用。其意义在于明确了整个自然界在结构上的统一性，即动、植物的各种细胞具有共同的基本构造、基本特性，按共同规律发育，有共同的生命过程，推进了人类对整个自然界的认识，有力地促进了自然科学与哲学的进步。

3. 医学生为什么要学习“医学细胞生物学”？

医学细胞生物学作为重要的医学基础课程，是基础医学和临床医学的基础，研究疾病的发生、发展、转归及预后的规律。对医学生来说，学好医学细胞生物学，不仅能为学习各门医学课程打下扎实的基础，还有助于培养良好的科研思维习惯和科学素养，掌握不断发现、研究和解决问题的方法。

4. 如何理解细胞是一切生命活动的基本结构和功能单位?

（1）细胞是由膜包围的原生质团，通过质膜与周围环境进行物质和信息交流。

（2）细胞是构成有机体的基本单位，具有自我复制的能力，是有机体生长发育的基础。

（3）细胞是代谢与功能的基本单位，具有一套完整的代谢和调节体系。

（4）细胞是遗传的基本单位，具有发育的全能性。

第二章　细胞的概念与分子基础

一、学习目标

【掌握】

（1）生物大分子的概念。

（2）核酸的种类及其主要功能。

（3）DNA 的结构、功能。

（4）蛋白质的形成及其主要功能。

（5）细胞的基本概念。

【熟悉】

（1）蛋白质的结构。

（2）碱基配对原则、碱基序列和核酶概念。

（3）蛋白质的分类、基本结构。

（4）细胞的形态和大小、真核细胞的亚显微结构。

【了解】

（1）生物小分子的类型及作用。

（2）蛋白质、DNA 和 RNA 的高级结构。

二、复习题

（一）名词解释

1. 病毒（virus）

2. 细胞体积守恒定律（cell volume conservation）

3. 细胞核（nucleus）

4. 原核细胞（prokaryotic cell）

5. 生物大分子（biomacromolecule）

6. 区隔化（compartmentalization）

（二）选择题（单选）

1. 细胞中水的含量占细胞总重量的（　　）

A. 30%　　B.40%　　C.50%　　D.60%　　E.70%

2. 细胞内主要的元素不包括（　　）

A. C　　B. O　　C. Na　　D. H　　E. N

3. 细胞内有机小分子不包含下列哪一项（　　）
A. 单糖　B. 脂肪酸　C. 氨基酸　D. 蛋白质　E. 核苷酸
4. 组成蛋白质的氨基酸有多少种（　　）
A. 15　B. 18　C. 20　D. 22　E. 30
5. RNA 中不含下列哪种碱基（　　）
A. 胸腺嘧啶　B. 腺嘌呤　C. 鸟嘌呤　D. 胞嘧啶　E. 尿嘧啶
6. 类病毒的主要成分是什么（　　）
A. 糖类　B. DNA　C. RNA　D. 脂肪酸　E. 蛋白质
7. 由非细胞原始生命进化为细胞生物的转变中最先出现的是（　　）
A. 细胞器　B. 细胞膜　C. 细胞核　D. 线粒体　E. 内质网
8. 细胞中的下列化合物中，哪项属于生物大分子（　　）
A. 无机盐　B. 核酸　C. 水　D. 葡萄糖　E. 胆固醇
9. 人体生命活动的基本结构与功能的单位是（　　）
A. 细胞壁　B. 细胞膜　C. 细胞器　D. 细胞　E. 细胞核
10. 构成蛋白质分子的基本单位是（　　）
A. 氨基酸　B. 脂肪酸　C. 葡萄糖　D. 核苷酸　E. 磷酸
11. 在人体内游离状态的细胞呈（　　）
A. 柱状　B. 球形　C. 扁平状　D. 立方形　E. 星形
12. 目前所知的最小细胞是（　　）
A. 球菌　B. 杆菌　C. 立克次体　D. 衣原体　E. 支原体
13. 下列哪项不是原核细胞（　　）
A. 真菌　B. 大肠杆菌　C. 支原体　D. 蓝藻　E. 肺炎环菌
14. 下列哪项不是真核细胞的特征（　　）
A. 有细胞核　B. 许多细胞器
C. 体积较大　D. 基因表达转录和翻译过程同时进行
E. 有多条 DNA 分子并与组蛋白构成染色质
15. 下列有关原核细胞遗传物质的描述错误的是（　　）
A. 常为一条环状的 DNA 分子　B. 分布在核区
C. 其 DNA 裸露，不与组蛋白结合　D. 其遗传信息的转录和翻译隔开进行
E. 控制细胞的代谢、生长和繁殖
16. 下列哪种细胞器为膜相结构（　　）
A. 中心粒　B. 纺锤体　C. 线粒体　D. 核糖体　E. 染色体
17. 关于 tRNA 下列哪项描述有误（　　）
A. 能转运活化的氨基酸到核糖体上
B. 空间结构呈三叶草形
C. 分布在细胞质中和核糖体上
D. 不同 tRNA 可转运同种氨基酸
E. 分子上具有密码子
18. 在普通光镜下可以观察到的细胞结构是（　　）
A. 核孔　B. 核仁　C. 微管　D. 微丝　E. 核糖体

（三）填空题

1. 核酸是细胞核内携带________的物质，对生物体的________、________和________

具有极其重要的作用。

2. 核酸的基本组成单位是________，它是由一分子的________、一分子的________和一分子的________组成的。

3. 细胞内的 RNA 主要有________、________和________三种。

4. 细胞内主要有四种有机小分子，即________、________、________和________，由它们可以构成生物大分子，即________、________、________和________。

5. 根据寄生的宿主不同，病毒可分为________、________和________三大类。

6. 病毒的增殖一般可分为________、________和________三个阶段。

7. 原核细胞的遗传信息量________，遗传信息载体仅由一个________状的________构成，细胞内没有专门的________和________，其细胞膜具有________性。

8. 原核细胞和真核细胞核糖体的沉降系数分别为________和________。

9. 真核细胞亚显微水平的三大基本结构体系是________、________和________。

10. 目前发现的最小、最简单的细胞是________，直径只有________。

11. 多肽链的一端具有游离的氨基称为________或________，另一端具有游离的羧基，称为________或________。

12. 水在细胞中主要以________和________的形式存在。

13. 绝大多数细菌的直径在________。根据形状分为三类：________、________和________。

（四）简答题

1. 病毒有什么特征？

2. 细胞质基质的功能是什么？

3. 细胞是生命活动的基本单位的具体表现是什么？

4. 细胞骨架的主要功能有哪些？

5. 原核细胞与真核细胞有哪些区别？

6. 蛋白质的分类有哪些？

7. DNA 双螺旋结构模型的主要内容有哪些？

三、参考答案

（一）名词解释

1. 病毒：由一个核酸分子与蛋白质组成的核酸-蛋白复合体，含 DNA 的病毒称为 DNA 病毒，含 RNA 的病毒称为 RNA 病毒。

2. 细胞体积守恒定律：同类型细胞的体积一般相近，不依生物体的个体大小而增加或缩小，机体的总体积与细胞的数目成正比而与细胞的大小无关，这种关系被称为细胞的体积守恒定律。

3. 细胞核：是细胞内最重要的细胞器，核表面是由双层膜构成的核被膜，核内包含有由 DNA 和蛋白质构成的染色体。

4. 原核细胞：没有由膜围成的明确的细胞核、体积小、结构简单、进化地位原始的细胞。

5. 生物大分子：指细胞内分子量巨大、结构复杂、具有生物活性、决定生物体结构和功能的有机分子。

6. 区隔化：内膜系统将细胞质分隔成不同的区域，即所谓的区隔化。区隔化使细胞内表面积增加了数十倍，各种生化反应能够有条不紊地进行，而且细胞代谢能力也比原核细胞大为提高。

（二）选择题（单选）

1. E　2. C　3. D　4. C　5. D　6. C　7. B　8. B　9. D　10. A　11. B　12. E　13. A　14. D　15. D　16. C　17. E　18. B

（三）填空题

1. 遗传信息，遗传，变异，蛋白质的生物合成

2. 核苷酸，磷酸，含氮碱基，五碳糖

3. mRNA，tRNA，rRNA

4. 单糖，脂肪酸，氨基酸，核苷酸，糖类，脂类，蛋白质，核酸

5. 动物病毒，植物病毒，细菌病毒（噬菌体）

6. 病毒侵入细胞、病毒核酸的侵染，病毒核酸的复制、转录与蛋白质的合成，病毒的装配、成熟与释放

7. 小，环，DNA，细胞器，核膜，多功能性

8. 70S，80S

9. 生物膜结构系统，遗传信息表达系统，细胞骨架系统

10. 支原体，0.1μm

11. 氨基端，N 端，羧基端，C 端

12. 结合水，自由水

13. 0.5～5μm，球菌，杆菌，螺旋菌

（四）简答题

1. 病毒有什么特征？

病毒有以下主要特征：①个体微小，可通过除菌滤器，大多数必须用电镜才能看见；②仅具有一种类型的核酸，或 DNA 或 RNA，没有含两种核酸的病毒；③专营细胞内寄生生活；④具有受体结合蛋白（receptor binding protein），与敏感细胞表面的病毒受体结合，进而感染细胞。

2. 细胞质基质的功能是什么？

（1）具有较大的缓冲容量，为细胞内各类生化反应的正常进行提供了相对稳定的离子环境。

（2）许多代谢过程是在细胞质基质中完成的，如蛋白质的合成、核酸的合成、脂肪酸合成、糖酵解、信号转导等。

（3）供给细胞器行使其功能所需要的一切底物。

（4）细胞骨架参与维持细胞形态，作为细胞器和酶的附着点，与细胞运动、物质运输和信号转导有关。

（5）控制基因的表达，与细胞核一起参与细胞的分化，如卵母细胞中不同的 mRNA 定位于细胞质不同部位，卵裂是不均等的。

（6）其他：细胞的构成；调节体温；在物质代谢中作为良好的溶剂；促进化合物呈离子状态，利于反应进行；有润滑作用；能促进生化反应的进行，或直接参加反应。

3. 细胞是生命活动的基本单位的具体表现是什么？

①细胞是构成生物有机体的基本结构单位；②细胞是生物有机体生长与发育的基础；③细胞是生物有机体代谢与功能的基本单位；④细胞是生物遗传的基本单位；⑤完整的生命不能没有细胞。

4. 细胞质骨架的主要功能有哪些？

①维持细胞的形态和结构的多样性；②参与并调节细胞运动；③参与细胞内物质传递与运输；④参与细胞分裂与分化；⑤参与信号转导，对信息的传递和基因的表达等细胞生命活动有重要作用。细胞核骨架由核纤层蛋白与核骨架组成，核骨架与基因表达、染色体包装和分布等有关。由于细胞骨架系统的存在，真核细胞可以进行有丝分裂和减数分裂，其中有丝分裂可以使复制好的遗传物质通过微管形成的纺锤体牵引到细胞两极，分配到两个子细胞中，实现真核细胞的增殖。真核细胞通过微管、微丝和中间纤维等基本结构构成细胞骨架系统，使细胞内部分成结构紧密、分工明确、功能专一的区域，并以此为基础使细胞生命活动具有高度的程序化与自控性。

5. 原核细胞与真核细胞有哪些区别？

原核细胞与真核细胞的区别在于：①生物膜系统的分化与演变，真核细胞以生物膜分化为基础，分化为结构更精细、功能更专一的基本单位——细胞器，细胞内部结构与职能的分工是真核细胞区别于原核细胞的重要标志。②遗传信息量与遗传装置的扩增与复杂化，由于真核细胞结构与功能的复杂化，遗传信息量相应扩增，即编码结构蛋白与功能蛋白的基因数首先大大增多；遗传信息重复序列与染色体多倍性的出现是真核细胞区别于原核细胞的一个重大标志。遗传信息的复制、转录与翻译的装置和程序也相应复杂化，真核细胞内遗传信息的转录与翻译有严格的阶段性与区域性，而在原核细胞内转录与翻译可同时进行。

6. 蛋白质的分类有哪些？

由于蛋白质结构很复杂，目前仅根据蛋白质的组成成分、外形和功能进行分类。

（1）组成成分分类：包括单纯蛋白和结合蛋白。单纯蛋白是指仅由氨基酸组成的蛋白质，如组蛋白、球蛋白、清蛋白等。结合蛋白是指蛋白质中除了单纯蛋白外，还存在非蛋白质的物质，其非蛋白质成分称作辅基。根据辅基的性质结合蛋白可分为糖蛋白、脂蛋白、磷蛋白、核蛋白等。生物体的蛋白质大部分属于结合蛋白。

（2）外形分类：包括纤维状蛋白和球状蛋白。如毛发、胶原中的角蛋白等属于纤维状蛋白；如免疫球蛋白、肌球蛋白、血红蛋白等属于球状蛋白。生物体的大部分蛋白质为球状蛋白。

（3）功能分类：①具有调节作用的调节蛋白，如胰岛素、钙调素等。②具有运输和传导功能的转运蛋白，如脂转运蛋白、运铁蛋白等。③具有收缩和运动功能的收缩蛋白，如微管蛋白、微丝蛋白、肌动蛋白等。④具有催化作用的催化蛋白，如酶蛋白。⑤具有结构和支持作用的蛋白质，如胶原蛋白。⑥具有免疫保护作用的蛋白质，如免疫球蛋白。

7. DNA 双螺旋结构模型的主要内容有哪些？

该模型主要内容包括：①DNA 分子由两条相互平行且方向相反的多核苷酸链构成，其中一条链的方向是 5′→3′，另一条链的方向则是 3′→5′，两条链围绕同一个中心轴盘绕成双螺旋结构，两条链均为右手螺旋。②两条链通过碱基对之间形成氢键而互补配对，即 A 只能与 T 配对形成两个氢键，C 只能与 G 配对形成三个氢键，这一原则称为碱基互补原则。因此在双链 DNA 中，嘌呤碱基总数与嘧啶碱基的总数一定相等，即 A=T，G=C，A+G=T+C，这是 DNA 传递遗传信息的物质基础。③双螺旋的直径为 2nm，两个相邻碱基对之间的距离为 0.34nm，每一圈有 10 个碱基对，故螺距为 3.4nm。④间隔相连的磷酸和脱氧核糖位于双螺旋外侧，构成 DNA 的骨架，并使 DNA 呈酸性和亲水性，疏水的碱基位于双螺旋的内侧，配对碱基均位于与中心轴垂直的同一平面上。⑤双螺旋的稳定性主要是依靠氢键和碱基堆积力来维持。破坏氢键即破坏双螺旋结构，使 DNA 双链打开，引起 DNA 变性。碱基堆积力对维持 DNA 的二级结构有重要作用。⑥DNA 分子双螺旋表面有大沟和小沟。研究表明，大、小沟携带了其他分子可鉴别的遗传信息，是蛋白质与 DNA 相互作用的基础。

第三章　细胞生物学的研究方法

一、学习目标

【掌握】

（1）光学显微镜的原理及其应用。

（2）分辨率的概念。

（3）超速离心技术的应用。

【熟悉】

（1）几种常见的光学显微镜的原理和应用。

（2）动物细胞培养的概念。

（3）原代细胞和传代细胞的概念。

【了解】

（1）几种常见的电镜制样技术：超薄切片技术、负染色技术、冷冻蚀刻电镜技术、电镜三维重构技术、扫描电镜技术。

（2）特异蛋白抗原的定位与定性技术；放射自显影技术。

二、复　习　题

（一）名词解释

1. 分辨率（resolution）

2. 细胞培养（cell culture）

3. 细胞系（cell line）

4. 细胞株（cell strain）

5. 细胞融合（cell fusion）

6. 原代培养（primary culture）

7. 原位杂交（in situ hybridization）

（二）选择题（单选）

1. 电镜的分辨率可达（　　）

A. 0.1nm　B. 0.01nm　C. 0.2nm　D. 0.02nm　E. 1nm

2. 下列哪项不是用来观察生物样品的电镜技术（　　）

A. 冰冻断裂　B. 金属投影技术　C. 冰冻蚀刻　D. 树脂包埋超薄切片技术

E. 染色技术

3. 要观察肝组织中的细胞类型及排列，应先制备该组织的（　　）

A. 滴片　B. 切片　C. 涂片　D. 印片　E. 埋片

4. 提高普通光学显微镜的分辨能力，常用的方法有（　　）

A. 利用高折射率的介质如香柏油　B. 调节聚光镜　C. 用荧光抗体示踪

D. 将标本染色　E. 以上均不是

5. 适合观察培养瓶中活细胞的是（　　）

A. 荧光显微镜　B. 光学显微镜　C. 扫描电镜

D. 倒置相差显微镜　E. 暗视野显微镜

6. 要观察血细胞的种类和形态一般制备成血液（　　）

A. 滴片　B. 切片　C. 爬片　D. 印片　E. 涂片

7. 冰冻蚀刻技术主要用于（　　）

A. 电子显微镜　B. 光学显微镜　C. 微分干涉显微镜

D. 扫描隧道显微镜　E. 倒置相差显微镜

8. 分离细胞内不同细胞器采用（　　）技术

A. 差速离心　B. 离子交换层析　C. 密度梯度离心　D. 电泳

E. 亲和层析

9. 流式细胞技术可测定（　　）

A. 细胞活性　B. 细胞周期　C. 细胞大小　D. 抗原的抗性

E. 以上都可以

10. 直接从机体取材的细胞培养称为（　　）

A. 原代培养　B.传代培养　C.细胞克隆　D. 连续培养

E. 细胞复苏

11. 通过什么样的方法来建立分泌单克隆抗体的杂交瘤细胞（　　）

A. 核移植　B. 病毒转化　C. 基因转移　D. 细胞融合

E. 细胞传代

12. 正常细胞培养的培养基中常需加入血清是因为血清中含（　　）

A. 脂肪　B. 葡萄糖　C. 生长因子　D. 维生素　E. 氨基酸

13. 以下能在普通光镜下观察到的是（　　）

A. 内质网　B. 核孔　C. 溶酶体　D. 核糖体　E. 核仁

14. 若显微镜物镜为 10×，目镜为 10×，则放大倍数为（　　）

A. 10 倍　B. 20 倍　C. 100 倍　D. 200 倍　E. 1000 倍

15. 要探知细胞内某一蛋白质的表达水平，可通过（　　）实现。

A. Southern 杂交　B. Northern 杂交　C. Western 杂交　D. 免疫荧光技术

E. 差速离心法

16. 扫描电子显微镜可用于（　　）

A. 获得细胞不同切面的图像　　B. 观察活细胞

C. 定量分析细胞中的化学成分　　D. 观察细胞表面的立体形貌

E. 观察染色细胞

17. 细胞融合首先采用的技术是（　　）介导的融合。

A. 化学试剂　　B. 病毒　　C. 电融合　　D. 融合仪　　E. 光照射

（三）填空题

1. 光学显微镜包含________、________和________三种组成成分。
2. 光学显微镜的分辨率主要由________、________和________三种因素决定。
3. 荧光显微镜是用________作为光源，而电子显微镜则是用________作为光源。
4. 电镜超薄切片技术的主要步骤是________、________、________和________。
5. 常用的细胞组分分离方法有________、________和________。
6. 杂交瘤细胞是将________和________融合而成，其分泌的抗体是________。
7. 用超速离心机对细胞组分进行分级分离的常用方法有________和________。

（四）简答题

1. 比较差速离心与密度梯度离心的异同。
2. 荧光显微镜在细胞生物学研究中有哪些应用?
3. 为什么电子显微镜不能完全替代光学显微镜?
4. 试比较放大率和分辨率的区别。
5. 扫描隧道显微镜具有哪些特点?

三、参 考 答 案

（一）名词解释

1. 分辨率：能分辨物体最小间隔的距离。

2. 细胞培养：把机体内的组织取出后，分散（常用机械方法或酶消化）为单个细胞，在人工培养的条件下，使其生存、生长、繁殖、传代，观察其生长、繁殖、接触抑制、衰老等生命现象的过程。

3. 细胞系：在体外培养的条件下，有的细胞发生了遗传突变，而且具有癌细胞特点，失去接触抑制，有可能无限制地传下去的传代细胞。

4. 细胞株：指在体外可顺利地传 40～50 代，并且仍能保持原来二倍体数量及接触抑制行为的传代细胞。

5. 细胞融合：两个或多个细胞融合成一个双核细胞或多核细胞的现象。一般通过灭活的病毒或化学物质介导，也可通过电刺激融合。

6. 原代培养：直接从有机体取出组织，通过组织块长出单层细胞，用酶消化或机械方法将组织分散成单个细胞，在体外进行培养，在首次传代前的培养称为原代培养。

7. 原位杂交：用已知的带有标记的特定核酸分子作为探针，测定与之成互补关系的染色体 DNA 区段的位置。

（二）选择题（单选）

1. A　2. E　3. B　4. A　5. B　6. E　7. A　8. A　9. E　10. A　11. D　12. C　13. E

14. C　15. C　16. D　17. B

（三）填空题

1. 光学放大系统，照明系统，机械及支架系统
2. 光源的波长，物镜的镜口角，介质折射率
3. 紫外光，电子束
4. 固定，包埋，切片，染色
5. 超速离心法，层析法，电泳法
6.（小鼠骨髓）瘤细胞，B 淋巴细胞，单克隆抗体
7. 差速离心法，密度梯度离心法

（四）简答题

1. 比较差速离心与密度梯度离心的异同。

二者都是依靠离心力对细胞匀浆悬浮液中的颗粒进行分离的技术。差速离心是一种较为简便的分离法，常用于细胞核和细胞器的分离。这是因为在密度均一的介质中颗粒越大沉降越快，反之则沉降较慢。而密度梯度离心则是较为精细的分离手段，这种方法的关键是先在离心管中制备出蔗糖或氯化铯等介质的浓度梯度并将细胞匀浆装在最上层，密度梯度的介质可以稳定沉淀成分，防止对流混合，在此条件下离心细胞不同组分将以不同速率沉降并形成不同沉降带。

2. 荧光显微镜在细胞生物学研究中有哪些应用？

荧光显微镜是以超高压汞灯为光源，照射被检物体发出荧光，在显微镜下可观察其形状及所在位置，图像清晰，色彩逼真。荧光显微镜可以观察细胞内天然物质经紫外线照射后发出荧光的物质（如叶绿体中的叶绿素能发出血红色荧光）；也可观察诱发荧光物质（如用吖啶橙染色后，细胞中 RNA 发红色荧光，DNA 发绿色荧光），根据发光部位，可以定位研究某些物质在细胞内的变化情况。

3. 为什么电子显微镜不能完全替代光学显微镜？

电子显微镜用电子束代替了光束，大大提高了分辨率，电子显微镜相对光学显微镜是个飞跃。但电子显微镜有些缺陷：样品制备更加复杂；镜筒需要真空，成本更高；只能观察“死”的样品，不能观察活细胞。光学显微镜技术性能要求不高，使用容易；可以观察活细胞，观察视野范围广，可在组织内观察细胞间的联系；一些新发展起来的光学显微镜能够观察特殊的细胞或细胞结构组分。因此，电子显微镜不能完全代替光学显微镜。

4. 试比较放大率与分辨率的区别。

二者都是衡量显微镜性能的指标。通常放大率是指显微镜所成像的大小与样本实际大小的比率；而分辨率是指能分辨或区分出被检物体细微结构的最小间隔，即两个点间的最小距离。放大率对分辨率有影响，但分辨率不仅仅取决于放大率。

5. 扫描隧道显微镜具有哪些特点？

（1）高分辨率：具有原子尺度的高分辨率本领，侧分辨率为 0.1～0.2nm，纵分辨率可达 0.001nm。

（2）直接探测样品的表面结构：可绘出立体三维结构图像。

（3）可以在真空、大气、液体（接近于生理环境的离子强度）等多种条件下工作。

（4）非破坏性测量：由于没有高能电子束，对表型没有破坏作用（如辐射、热损伤等），能对生理状态下的生物大分子和活细胞膜表面的结构进行研究，样品不会受到损伤而保持完好。

（5）扫描速度快，获取数据的时间短，成像快。

第四章　细胞膜与物质的穿膜运输

一、学 习 目 标

【掌握】

（1）生物膜、细胞膜（质膜）、单位膜等相关概念。

（2）细胞膜的化学组成。

（3）膜脂的主要特点。

（4）流动镶嵌模型、脂筏模型的主要内容。

（5）小分子及大分子物质跨膜运输的主要方式及特点。

【熟悉】

（1）影响膜流动性的主要因素。

（2）膜脂分子的运动方式。

（3）纤毛和鞭毛的概念、结构及其区别。

（4）协同运输的主要类型。

【了解】

（1）细胞膜的性质。

（2）磷脂分子的组成及其主要类型。

（3）细胞外被的组成及功能。

二、复　习　题

（一）名词解释

1. 细胞膜（cell membrane）

2. 生物膜（biomembrane）

3. 被动运输（passive transport）

4. 简单扩散（simple diffusion）

5. 主动运输（active transport）

6. 胞吞作用（endocytosis）

7. 协同运输（co-transport）

8. Na^+-K^+泵（Na^+ - K^+ pump）

9. 胞吐作用（exocytosis）

（二）选择题（单选）

1. 生物膜指的是（　　）
A. 细胞内各种膜的总称　B. 单位膜　C. 蛋白质和脂质二维排列构成的液晶态膜　D. 包围在细胞外面的一层薄膜　E. 细胞膜及细胞内膜系统的总称
2. 生物膜的主要化学成分是（　　）
A. 蛋白质和核酸　B. 蛋白质和脂类　C. 蛋白质和脂肪　D. 蛋白质和糖类　E. 糖类和脂类
3. 膜脂中最多的是（　　）
A. 脂肪　B. 糖脂　C. 磷脂　D. 胆固醇　E. 蛋白质
4. 在电镜下观察生物膜切面可以看到（　　）
A. 三层深色致密层
B. 三层浅色致密层
C. 两层深色致密层和一层浅色疏松层
D. 两层浅色疏松层和一层深色致密层
E. 一层深色致密层和一层浅色疏松层
5. 膜结构功能的特殊性主要取决于（　　）
A. 膜中的脂类　B. 膜中蛋白质的组成　C. 膜中糖类的种类　D. 膜中脂类与蛋白质的关系　E. 膜中脂类和蛋白质的比例
6. 真核细胞的细胞膜主要成分中不包括（　　）
A. 蛋白质　B. 脂类　C. 糖类　D. 核酸　E. 金属离子
7. 影响细胞膜流动性的主要因素是（　　）
A. 高温　B. 低温　C. 离子强度　D.pH　E. 脂肪酸不饱和程度
8. 糖分布在细胞膜的（　　）
A. 内表面　B. 外表面　C. 内、外表面　D. 内、外表面之间　E. 不存在
9. Na^+顺浓度梯度进入细胞，其转运方式是（　　）
A. 主动运输　B. 简单扩散　C. 易化扩散　D. 胞吞作用　E. 胞吐作用
10. Na^+-K^+泵水解 1 分子 ATP 可转运（　　）
A. 3 个 Na^+、2 个 K^+　B. 3 个 K^+、2 个 Na^+　C. 2 个 Na^+、2 个 K^+

D. 3 个 Na^+、3 个 K^+　　E. 4 个 Na^+、2 个 K^+

11. 细胞无选择地吞入固体物质的过程称为（　　）

A. 胞吞作用　　B. 吞噬作用　　C. 胞饮作用

D. 受体介导的胞吞作用　　E. 囊泡转运

12. 强调膜的流动性和球形蛋白质分子与脂双层镶嵌关系的模型是（　　）

A. 板块镶嵌模型　　B. 单位膜模型　　C. 流动镶嵌模型

D. 晶格镶嵌模型　　E. 脂筏模型

13. Na^+-K^+泵所进行的物质转运方式归属于（　　）

A. 自由扩散　　B. 囊泡转运　　C. 通道扩散

D. 主动运输　　E. 受体介导的内吞作用

14. 以下哪种转运方式具有高度特异性（　　）

A. 吞噬作用　　B. 吞饮作用　　C. 受体介导的胞吞作用

D. 单纯扩散　　E. 胞吐作用

15. 膜脂的不对称性是因为（　　）

A. 脂分子在膜上亲水头部与疏水尾部不对称

B. 在两层膜脂中脂分子的种类和数量不同

C. 在两层膜脂中膜蛋白不同

D. 细胞膜外表面是亲水的，内表面是疏水的

E. 与膜脂结合的糖分子数量不同

16. 下列哪些因素影响膜脂的流动性（　　）

A. 卵磷脂和鞘磷脂的比值　　B. 脂肪酸链的不饱和程度

C. 脂肪酸链的长短　　D. 膜蛋白的影响

E. 以上均是

17. 关于脂筏下列哪种说法不正确（　　）

A. 是富含胆固醇和鞘磷脂的微区

B. 这些区域比膜的其余部分薄

C. 许多蛋白质聚集在其内，便于相互作用

D. 提供一个有利于蛋白质变构的环境

E. 更有秩序且较少流动性

（三）填空题

1. 膜蛋白可分为________和________两类，膜糖类可分为________和________两类。

2. 根据物质运输方向与离子沿梯度的转移方向，协同运输又可分为________协同和________协同。

3. 小分子物质的跨膜转运主要有________、________和________三种方式。大分子物质主要通过________和________完成囊泡转运。

4. 大分子物质要进入细胞，可通过________、________或________来实现。

5. 帮助物质进行易化扩散的膜转运蛋白有两类，即________和________。

6. 靠易化扩散跨膜的物质包括________、________和________。

7. 脂类分子在构成膜脂双分子层时，其________头部在________，而________的尾部在________。

8. Na^+-K^+泵每水解 1 个________可将 3 个________排出细胞外，将 2 个________摄入细胞内。

9. 胞吞作用的两种主要类型是________和________。

10. 质子泵有________、________、________三种类型。

11. 细胞的外排作用主要有________和________两种途径。

（四）简答题

1. 细胞膜的特性是什么，它与细胞膜执行的功能有什么关系？

2. 细胞膜的主要功能是什么？

3. 膜脂分子的运动方式有哪些？

4. 比较主动运输和被动运输的异同。

5. 影响膜流动性的因素有哪些？

6. 简单扩散和易化扩散有何异同？

三、参 考 答 案

（一）名词解释

1. 细胞膜：是细胞膜结构的总称，它包括细胞外层的膜和存在于细胞质中的膜，有时也特指细胞质膜。

2. 生物膜：是细胞膜和细胞内膜的统称。

3. 被动运输：物质通过自由扩散或促进扩散，顺浓度梯度从高浓度向低浓度运输，运输动力来自运输物质的浓度梯度，不需要细胞提供能量。

4. 简单扩散：物质直接通过膜由高浓度向低浓度扩散，不需要细胞提供能量，也没有膜蛋白的协助。

5. 主动运输：物质逆浓度梯度或电化学梯度，由低浓度向高浓度一侧进行跨膜转运的方式，需要细胞提供能量，需要载体蛋白的参与。

6. 胞吞作用：细胞通过质膜的变形将细胞外物质包裹进入细胞内的过程，需要消耗能量。

7. 协同运输：通过消耗 ATP 间接提供能量，借助某种物质浓度梯度或电化学梯度为动力进行运输。

8. Na^+-K^+泵：是动物细胞中由 ATP 驱动的将 Na^+输出到细胞外同时将 K^+输入细胞内的运输泵，实际上是位于细胞膜脂双分子层中的载体蛋白，是一种 Na^+/K^+ATP 酶，在 ATP 直接提供能量的条件下能逆浓度梯度主动转运 Na^+和 K^+。

9. 胞吐作用：细胞排出大分子和颗粒性物质时，通过形成囊泡从细胞内部移至细胞表面，囊泡的膜与质膜融合，将物质排出细胞外的过程。

（二）选择题（单选）

1. E 2.B 3.C 4.C 5.B 6.D 7.E 8.B 9.C 10.A 11.B 12.C 13.D 14.C 15.B 16.E 17.B

（三）填空题

1. 内在蛋白，外在蛋白，糖蛋白，糖脂

2. 同向，反向

3. 简单扩散、易化扩散、主动运输，胞吞作用，胞吐作用
4. 吞噬作用，胞饮作用，受体介导的胞吞作用
5. 载体蛋白，通道蛋白
6. 非脂溶性小分子，极性小分子，离子
7. 极性（亲水），外侧，非极性（疏水），内侧
8. ATP，Na^+，K^+
9. 吞噬，胞饮
10. P-type，V-type，F-type
11. 组成型，调节型

（四）简答题

1. 细胞膜的特性是什么，它与细胞膜执行的功能有什么关系?

（1）细胞膜具流动性，包括膜脂的流动性和膜蛋白的流动性，生物膜的流动性使膜脂与膜蛋白处于不断的运动状态，它是保证正常膜功能的重要条件。主要参与物质出入细胞。

（2）细胞膜具不对称性，以脂双层分子的疏水端为界，细胞膜可分为近胞质面和非胞质面内外两层。生物膜内外两层的结构和功能有很大差异，这种差异称为生物膜的不对称性，造成了膜内外电位差和物质的浓度区别，使细胞在执行功能时具有方向性。

2. 细胞膜的主要功能是什么?

（1）限定细胞的范围，维持细胞的形状。

（2）具有高度的选择性（为半透膜），并能进行主动运输使细胞内外形成不同的离子浓度并保持细胞内物质和外界环境之间的必要差别。

（3）是接受外界信号的传感器，使细胞对外界环境的变化产生适当的反应。

（4）与细胞新陈代谢、生长繁殖、分化及癌变等重要生命活动密切相关。

3. 膜脂分子的运动方式有哪些?

（1）侧向扩散：同一平面上相邻的脂分子交换位置。

（2）旋转运动：膜脂分子围绕与膜平面垂直的轴进行快速旋转。

（3）摆动运动：膜脂分子围绕与膜平面垂直的轴进行左右摆动。

（4）伸缩震荡：脂肪酸链沿着纵轴进行伸缩震荡运动。

（5）翻转运动：膜脂分子从脂双层的一层翻转到另一层，是在翻转酶（flippase）的催化下完成的。

（6）旋转异构：脂肪酸链围绕 C—C 键旋转，导致异构化运动。

4. 比较主动运输和被动运输的异同。

（1）运输方向不同：主动运输逆浓度梯度或电化学梯度；被动运输顺浓度梯度或电化学梯度。

（2）是否需要载体的参与：主动运输需要载体参与；被动运输方式中，简单扩散不需要载体参与，而协助扩散需要载体的参与。

（3）是否需要细胞直接提供能量：主动运输需要消耗能量，而被动运输不需要消耗能量。

（4）被动运输是减少细胞与周围环境的差别；而主动运输则是努力创造差别，维持生命的活力。

5. 影响膜流动性的因素有哪些?

影响膜流动的因素主要来自膜本身的组分、遗传因子及环境因子等。

（1）胆固醇：胆固醇的含量增加会降低膜的流动性。

（2）脂肪酸链的饱和度：脂肪酸链所含双键越多越不饱和，使膜流动性增加。

（3）脂肪酸链的链长：长链脂肪酸相变温度高，膜流动性降低。

（4）卵磷脂/鞘磷脂：该比例高则膜流动性增加，是因为鞘磷脂黏度高于卵磷脂。

（5）其他因素：膜蛋白和膜脂的结合方式、温度、酸碱度、离子强度等。

6. 简单扩散和易化扩散有何异同?

异：前者无须借助膜转运蛋白，转运脂溶性、非极性小分子；后者需借助膜转运蛋白，转运非脂溶性、极性小分子或离子。

同：物质均为顺浓度梯度转运，无须消耗细胞的代谢能量。

第五章　细胞的内膜系统与囊泡转运

一、学习目标

【掌握】

（1）细胞内膜系统的概念、成员及功能。

（2）内质网的类型、形态结构及功能。

（3）高尔基体的形态结构及功能。

（4）溶酶体的类型及功能。

【熟悉】

（1）内膜系统在结构、功能上的相互关系。

（2）信号肽假说与蛋白质分选信号。

（3）蛋白质分选的基本途径与类型。

【了解】　溶酶体与过氧化物酶体的差异及它们的功能发生。

二、复　习　题

（一）名词解释

1. 内膜系统（endomembrane system）

2. 信号肽（signal peptide）

3. 信号识别颗粒（signal recognition particle）

4. 伴侣蛋白（chaperonin）

5. 连续性分泌（constitutive secretion）

6. 非连续性分泌（discontinuous secretion）

7. 吞噬溶酶体（phagolysosome）

8. 初级溶酶体（primary lysosome）

9. 次级溶酶体（secondary lysosome）

10. 残余体（residual body）

11. 囊泡转运（vesicle transport）

12. 网格蛋白（clathrin）

（二）选择题（单选）

1. 下列不属于真核细胞内膜系统的是（　　）
A. 内质网　　B. 高尔基体　　C. 线粒体
D. 溶酶体　　E. 核膜

2. 细胞的内膜系统中内质网的标志酶是（　　）
A. 葡萄糖-6-磷酸酶　　B. 糖基转移酶　　C. 酸性磷酸酶
D. 过氧化氢酶　　E. β-葡萄糖醛酸酶

3. *N*-连接糖基化的发生起始部位是（　　）
A. 糙面内质网　　B. 光面内质网　　C. 顺面高尔基网
D. 反面高尔基网　　E. 过氧化物酶体

4. 以下与蛋白质分选起始有关的信号是（　　）
A. M6P　　B. 信号分子　　C. 信号识别颗粒
D. 信号肽　　E. 信号斑

5. 以下与指导分泌性蛋白在糙面内质网上合成无关的是（　　）
A. 信号肽　　B. 信号识别颗粒　　C. 信号识别颗粒受体
D. 信号分子　　E. 转运体易位蛋白

6. 细胞内脂类物质合成的主要场所是（　　）
A. 糙面内质网　　B. 光面内质网　　C. 高尔基体
D. 溶酶体　　E. 过氧化物酶体

7. 肝脏的解毒作用主要与（　　）有关
A. 糙面内质网　　B. 光面内质网　　C. 高尔基体
D. 溶酶体　　E. 过氧化物酶体

8. 以下光面内质网的功能叙述错误的是（　　）
A. 参与脂质的合成和转运
B. 参与糖原的代谢
C. 细胞解毒的主要场所
D. 肌细胞 Na^+的储存场所
E. 与胃酸、胆汁的合成与分泌密切相关

9. 具有极性的细胞器是（　　）
A. 核糖体　B. 内质网　C. 高尔基体
D. 溶酶体　E. 过氧化物酶体
10. *O*-连接糖基化的发生部位是（　　）
A. 糙面内质网　B. 光面内质网　C. 顺面高尔基网
D. 反面高尔基网　E. 高尔基中间膜囊
11. *O*-连接糖基化中寡糖链连接的氨基酸残基不包括（　　）
A. 天冬酰胺　B. 丝氨酸　C. 苏氨酸　D. 酪氨酸
E. 羟赖（脯）氨酸
12. 细胞的内膜系统中高尔基体的标志酶是（　　）
A. 葡萄糖-6-磷酸酶　B. 糖基转移酶　C. 酸性磷酸酶
D. 过氧化氢酶　E. α-甘露糖苷酶
13. 下列关于高尔基体的功能叙述不正确的是（　　）
A. 细胞内蛋白质运输分泌的中转站　B. 蛋白质合成的场所
C. 糖蛋白加工合成的场所　D. 蛋白质水解加工的场所
E. 胞内蛋白质的分选和囊泡定向转运的枢纽
14. 具有高度异质性的膜性细胞器是（　　）
A. 核糖体　B. 内质网　C. 高尔基体　D. 溶酶体
E. 线粒体
15. 溶酶体中酸性水解酶作用的最适 pH 是（　　）
A. 1.5～3.5　B. 2.5～4.5　C. 3.5～5.5　D. 4.5～6.5　E. 5.5～7.5
16. 细胞的内膜系统中溶酶体的标志酶是（　　）
A. 葡萄糖-6-磷酸酶　B. 糖基转移酶　C. 酸性磷酸酶
D. 过氧化氢酶　E. 糖苷酶
17. 下列有关溶酶体结合膜蛋白的肽链组成结构表述错误的是（　　）
A. 含有一个较短的 N 端信号肽序列
B. 含有一个高度糖基化的腔内区
C. 含有一个单次跨膜区
D. 含有一个多次跨膜区
E. 含有一个由 10 个左右的氨基酸残基组成的 C 端胞质尾区
18. 溶酶体水解酶分选的重要识别信号是（　　）
A. M6P　B. 信号分子　C. 信号识别颗粒　D. 信号肽
E. 信号斑
19. 下列对于溶酶体的形成与成熟过程排序正确的是（　　）
①溶酶体酶蛋白在附着型多聚核糖体上的合成　②酶蛋白的 *N*-糖基化与内质网转运　③内体性溶酶体的形成与成熟　④酶蛋白的分选与转运　⑤酶蛋白在高尔基体内的加工与转移
A. ①⑤②④③　B. ①④②⑤③　C. ①④⑤②③　D. ①②④⑤③
E. ①②⑤④③
20. 随着个体年龄增长而在细胞中积累的脂褐质、髓样结构和含铁小体属于（　　）
A. 初级溶酶体　B. 吞噬溶酶体　C. 自噬溶酶体

D. 异噬溶酶体　　E. 三级溶酶体

21. 细胞的内膜系统中过氧化物酶体的标志酶是（　　）

A. 葡萄糖-6-磷酸酶　　B. 糖基转移酶　　C. 酸性磷酸酶

D. 过氧化氢酶　　E. 过氧化物酶

22. 下列不属于网格蛋白有被小泡形成中的蛋白质是（　　）

A. 网格蛋白　　B. 发动蛋白　　C. 衔接蛋白

D. 受体蛋白　　E. 肌动蛋白

23. 以下对网格蛋白有被小泡参与的囊泡转运途径描述错误的是（　　）

A. 内质网→高尔基体　　B. 高尔基体→溶酶体

C. 高尔基体→质膜　　D. 高尔基体→胞内体

E. 胞内体→溶酶体

24. COPⅡ有被小泡参与的囊泡转运途径是（　　）

A. 质膜→胞内体　　B. 高尔基体→溶酶体

C. 高尔基体→内质网　　D. 内质网→高尔基体

E. 胞内体→高尔基体

25. COPⅠ有被小泡参与的囊泡转运途径是（　　）

A. 质膜→胞内体　　B. 高尔基体→溶酶体

C. 高尔基体→内质网　　D. 内质网→高尔基体

E. 胞内体→高尔基体

26. 下列有关囊泡转运表述错误的是（　　）

A. 囊泡转运是细胞物质定向运输的基本途径

B. 囊泡转运是一个高度有序并受到严格选择和精密控制的物质运输过程

C. 特异性识别融合是囊泡物质定向转运和准确卸载的基本保证

D. 囊泡转运是实现细胞膜及内膜系统功能结构转换和代谢更新的桥梁

E. 以上都不对

27. v-SNAREs 存在于（　　）表面

A. 转运囊泡膜　　B. 细胞质膜　　C. 细胞核膜

D. 内膜系统膜　　E. 靶细胞器膜

28. 下列关于内质网的病理变化叙述错误的（　　）

A. 内质网最常见的病理改变是肿胀、肥大

B. 内质网最常见的病理改变是囊池塌陷

C. 内质网囊腔中包涵体的形成和出现是某些疾病或病理过程的表现特征

D. 内质网在不同肿瘤中呈现单一性的改变

E. 内质网在不同肿瘤中呈现多样性的改变

29. 下列关于高尔基体的病理变化叙述错误的（　　）

A. 功能亢进导致高尔基体的萎缩

B. 毒性物质作用导致高尔基体的损坏

C. 肿瘤分化状态影响高尔基体形态

D. 功能亢进导致高尔基体的代偿性肥大

E. 毒性物质作用导致高尔基体的萎缩

30. 以下不属于溶酶体结构或功能异常而引起的疾病是（　　）

A. 硅沉着病　　B. 糖原贮积症Ⅱ型　　C. 泰-萨克斯病　　D. 1 型糖尿病

E. 痛风

（三）填空题

1. 有核糖体附着的内质网称为________，没有核糖体附着的内质网称为________，参与蛋白质合成的是________。

2. 保证网格蛋白驻留于内质网腔不被转运的驻留信号是其多肽链羧基端的________或________序列。

3. 在内质网腔中，有利于多肽链上半胱氨酸残基之间二硫键形成的必要条件是丰富的________。

4. 多肽链的折叠及二硫键的形成与________的蛋白二硫键异构酶有关。

5. *N*-连接糖基化主要是指寡糖与蛋白质________残基侧链上氨基基团结合而发生的糖基化。

6. 分泌蛋白的胞内运输过程是以________的形式进行转运的。

7. 肌细胞中被称为“钙库”的细胞结构是内质网中的________。

8. 构成高尔基体的三种膜性囊泡包括________、________和________。

9. 一般将高尔基体膜囊层次依次划分为________、________和________。

10. 顺面高尔基网靠近________一侧，反面高尔基网朝向________一侧。

11. 外源性分泌蛋白的分泌形式包括________和________。

12. 溶酶体的高度异质性主要表现在其________、________和________等方面。

13. 根据溶酶体不同的发育阶段和生理功能状态，一般可将溶酶体分为________、________和________三种类型。

14. 根据次级溶酶体中所含底物性质和来源的不同，一般可将次级溶酶体分为________、________和________三种类型。

15. 根据溶酶体不同的形成过程，一般可将溶酶体分为________和________两种类型，前者是由高尔基体芽生的________和胞吞（饮）作用形成的________所形成，后者是由和________或________相互融合而成。

16. 具有高度异质性的膜性细胞器包括________和________。

17. 根据不同酶的作用性质，可将过氧化物酶体上的酶大体分为________、________和________三种类型，其中________是过氧化物酶体的标志酶。

18. 胞内蛋白质运输的主要途径是________、________和________。

19. 囊泡转运的实质是有________包裹、以________的方式从供体细胞器或质膜断裂形成________，携带运送的物质到达受体细胞器或质膜并与之融合而完成转运的过程。

20. 囊泡的类型主要包括________、________和________。

21. 囊泡转运是细胞物质________运输的基本途径。

22. ________是囊泡物质定向转运和准确卸载的基本保证。

23. ________是实现细胞膜及内膜系统功能结构转换和代谢更新的桥梁。

24. 参与囊泡转运识别、融合调节的蛋白因子 Rab 蛋白家族是一类________结合蛋白家族。

25. Zellweger 脑肝肾综合征是由________原发性缺陷所导致的遗传性疾病。

（四）简答题

1. 内质网包括哪些类型，它们的形态特征和功能分别是什么？
2. 简述指导分泌性蛋白在糙面内质网上合成所需的物质及其基本步骤。
3. 高尔基体的形态结构和功能分别是什么？
4. 简述溶酶体的形态结构特征及其功能。
5. 简述过氧化物酶体的基本理化特征及其功能。
6. 内膜系统中各膜相结构之间不断地处于相互转换动态平衡中的原因是什么？

三、参考答案

（一）名词解释

1. 内膜系统：是指细胞质中那些在结构、功能及其发生上相互密切关联的膜性结构细胞器之总称。其主要包括：内质网、高尔基体、溶酶体、各种转运小泡及核膜等功能结构。

2. 信号肽：是被合成肽链 N 端的一段由不同数目、不同种类的氨基酸组成的疏水氨基酸特殊序列，它能够与细胞质机制中的 SRP 识别、结合，是指导蛋白多肽链在糙面内质网上合成与穿膜运输的决定因素。

3. 信号识别颗粒：是由 6 个多肽亚单位和 1 个沉降系数为 7S 的小分子 RNA 构成的复合体。其一端与被翻译后的信号肽结合，另一端则结合于核糖体上，从而形成 SRP-核糖体复合结构，并可使得翻译暂时终止，肽链的延长受到阻碍。与信号肽结合的 SRP，识别、结合内质网膜上的 SRP-R，并介导核糖体锚泊附着于内质网膜的转运体易位蛋白上。而 SRP 则从信号肽-核糖体复合体上解离，返回细胞质基质中重复上述过程。此时，暂时被阻遏的肽链延伸又继续进行。

4. 伴侣蛋白：又称"分子伴侣"，是指一类能够通过与多肽链的识别结合来协助它们的折叠组装和转运，但其本身却并不参与最终产物形成的蛋白质。分子伴侣蛋白的共同特点是在其羧基端有 KDEL 驻留信号肽，它们能够和内质网膜上的相应受体结合而驻留于网腔（不被转运出去）。

5. 连续性分泌：是指外输性蛋白质在其分泌泡形成之后，随即排放出细胞的分泌形式。

6. 非连续性分泌：是指外输性蛋白质在其分泌泡形成之后先储存于分泌泡中，需要时再排放到细胞外的分泌形式。

7. 吞噬溶酶体：病原体或异物被吞噬细胞吞入，形成吞噬小体，再与初级溶酶体相融合形成的胞内消化结构。

8. 初级溶酶体：又称原溶酶体或前溶酶体，是指通过其形成途径刚刚产生的溶酶体。初级溶酶体膜厚约 6nm，在形态上一般为不含有明显颗粒物质的透明圆球状。但是，在不同的细胞类型，或者在同细胞类型的不同发育时期，可呈现为电子致密度较高的颗粒小体或带有棘突的小泡。初级溶酶体囊腔中的酶通常处于非活性状态，因此也有人称之为无活性溶酶体。

9. 次级溶酶体：是指当初级溶酶体经过成熟，接受来自细胞内、外的物质，并与之发生相互作用时形成的溶酶体。实质上是溶酶体的一种功能作用状态，故又被称作消化泡。次级溶酶体体积较大，外形多不规则，囊腔中含有正在被消化分解的物质颗粒或残损的膜碎片。依据次级溶酶体中所含作用底物之性质和来源的不同，又把次级溶酶体分为自噬溶酶体、异噬溶酶体和吞噬溶酶体。

10. 残余体：是指次级溶酶体在完成对绝大部分作用底物的消化分解作用之后，尚会有一些不能被消化、分解的物质残留于其中，随着酶活性的逐渐降低以至最终消失，进入了溶酶体生理功能作用的终末状态，此时又被易名为残余体。这些残余体，有些可通过细胞的排遗作用，以胞吐的方式被清除、释放到细胞外；有些则可能会沉积于细胞内而不被外排，如脂褐质、髓样结构和含铁小体。

11. 囊泡转运：是指囊泡以出芽的方式，从一种细胞器膜产生、脱离后又定向地与另一种细胞器膜相互融合的过程。

12. 网格蛋白：是一种蛋白复合物，由 3 条重链和 3 条轻链组成。重链和轻链组成二聚体，三个二聚体又形成了包被小泡的结构——三腿蛋白复合物。

（二）选择题（单选）

1. C　2. A　3. A　4. D　5. D　6. B　7. B　8. D　9. C　10. C　11. A　12. B　13. B
14. D　15. C　16. C　17. D　18. A　19. E　20. E　21. D　22. E　23. A　24. D　25. C
26. E　27. A　28. D　29. A　30. D

（三）填空题

1. 糙面内质网，光面内质网，糙面内质网
2. KDEL，HDEL
3. 氧化型谷胱甘肽（GSSG）
4. 内质网膜腔面
5. 天冬酰胺
6. 囊泡
7. 光面内质网
8. 扁平囊泡，小囊泡，大囊泡
9. 顺面高尔基网，高尔基中间膜囊，反面高尔基网
10. 内质网，细胞膜
11. 连续性分泌，非连续性分泌
12. 形态大小，数量分布，生理生化性质
13. 初级溶酶体，次级溶酶体，三级溶酶体
14. 自噬溶酶体，异噬溶酶体，吞噬溶酶体
15. 内体性溶酶体，吞噬溶酶体，运输小泡，晚期内体，内体性溶酶体，自噬体，异噬体
16. 溶酶体，过氧化物酶体
17. 氧化酶类，过氧化氢酶类，过氧化物酶类，过氧化氢酶类
18. 门控运输，穿膜运输，小泡运输
19. 膜，出芽，囊泡
20. 网格蛋白有被小泡，COPⅠ有被小泡，COPⅡ有被小泡
21. 定向
22. 特异性识别融合
23. 囊泡转运
24. GTP
25. 过氧化物酶体

（四）简答题

1. 内质网包括哪些类型，它们的形态特征和功能分别是什么？

（1）内质网包括糙面内质网和光面内质网。

（2）糙面内质网的主要形态特征是表面有核糖体附着，光面内质网的主要形态特征是呈表面光滑的管泡样网状结构。

（3）糙面内质网的主要功能是进行蛋白质的合成、加工修饰、分选及转运。

1）信号肽指导的分泌性蛋白质在糙面内质网合成。

2）信号肽指导的穿膜驻留蛋白插入转移的可能机制。

3）糙面内质网是蛋白质分选的起始部位。

光面内质网的主要功能是作为胞内脂类物质合成主要场所。

1）光面内质网参与脂质的合成和转运。

2）光面内质网参与糖原的代谢。

3）光面内质网是细胞解毒的主要场所。

4）光面内质网是肌细胞 Ca^{2+}的储存场所。

5）光面内质网与胃酸、胆汁的合成与分泌密切相关。

2. 简述指导分泌性蛋白在糙面内质网上合成所需的物质及其基本步骤。

（1）指导分泌性蛋白在糙面内质网上合成所需的物质包括信号肽、信号识别颗粒、信号识别颗粒受体和转运体易位蛋白。

（2）指导分泌性蛋白在糙面内质网上合成的基本步骤

1）新生分泌性蛋白质多肽链在细胞质基质中的游离核糖体上起始合成。当新生肽链 N 端的信号肽被翻译后，可立即被细胞质基质中的 SRP 识别、结合。SRP 一端与被翻译后的信号肽结合，另一端则结合于核糖体上，从而形成 SRP-核糖体复合结构，并可使得翻译暂时终止，肽链的延长受到阻遏。

2）与信号肽结合的 SRP，识别、结合内质网膜上的 SRP-R，并介导核糖体锚泊附着于内质网膜的转运体易位蛋白上。而 SRP 则从信号肽-核糖体复合体上解离，返回细胞质基质中重复上述过程。此时，暂时被阻遏的肽链延伸又继续进行。

3）在信号肽的引导下，合成中的肽链，通过由核糖体大亚基的中央管和转运体易位蛋白共同形成的通道，穿膜进入内质网网腔。随之，信号肽序列被内质网膜腔面的信号肽肽酶切除，新生肽链继续延伸，直至完成而终止。最后，完成肽链合成的核糖体大、小亚基解聚，并从内质网上解离。

3. 高尔基体的形态结构和功能分别是什么？

（1）高尔基体的形态结构

1）高尔基体是由扁平囊泡、小囊泡和大囊泡三种不同类型的膜性囊泡组成的细胞器。

2）高尔基体具有显著的极性。

3）高尔基体在不同的组织细胞中呈现不同的分布形式。

（2）高尔基体的功能

1）高尔基体是细胞内蛋白质运输分泌的中转站。

2） 高尔基体是糖蛋白的加工合成、蛋白质的水解加工等胞内物质加工合成的重要场所。

3）高尔基体是胞内蛋白质的分选和囊泡定向转运的枢纽。

4. 简述溶酶体的形态结构特征及其功能。

（1）溶酶体的形态结构特征

1）溶酶体是一种具有高度异质性的膜性结构细胞器。

2）溶酶体的共同特征是含有酸性水解酶。

3）溶酶体膜糖蛋白家族具有高度同源性。

（2）溶酶体的功能

1）溶酶体能够分解胞内的外来物质及清除衰老、残损的细胞器。

2）溶酶体具有物质消化与细胞营养功能。

3）溶酶体是机体防御保护功能的组成部分。

4）溶酶体参与某些腺体组织细胞分泌过程的调节。

5）溶酶体在生物个体发生与发育过程中起重要作用。

5. 简述过氧化物酶体的基本理化特征及其功能。

（1）过氧化物酶体的基本理化特征

1）过氧化物酶体是一类具有高度异质性的膜性球囊状细胞器。

2）过氧化物酶体膜具有较高的物质通透性。

3）过氧化物酶体含有以过氧化氢酶为标志的 40 多种酶。

（2）过氧化物酶体的功能

1）过氧化物酶体能有效地清除细胞代谢过程中产生的过氧化氢及其他毒性物质。

2）过氧化物酶体能够有效地进行细胞氧张力的调节。

3）过氧化物酶体参与对细胞内脂肪酸等高能分子物质的分解转化。

6. 内膜系统中各膜相结构之间不断地处于相互转换动态平衡中的原因是什么?

（1）从结构上看都具有相似性：从分子结构上看，都由生物膜所形成且这些膜都以蛋白质和脂类分子为主要的成分，并以脂类双层为基本骨架，只不过膜的厚度略有差异，脂类双分子层上镶嵌的蛋白质种类和数量不同。

（2）它们在行使各自功能时相互转化，形成膜流。

细胞在吞噬外来异物时，经胞吞作用形成吞噬（饮）体，初级溶酶体与吞噬（饮）体结合形成次级溶酶体，经消化后将残渣通过胞吐作用排出细胞外，这样溶酶体的膜，就可加入到细胞质膜中去。在糙面内质网上合成的蛋白质进入内质网的腔道，以“出芽”方式形成转运小泡，移近高尔基体并汇集成小囊泡，并在高尔基体的形成面与扁平囊融合。高尔基体分泌颗粒的形成并移近细胞膜与之融合，将分泌物质排出细胞外，同时其膜加入到细胞质膜中去。如果从高尔基体脱落下来的大囊泡含有水解酶，则这种大囊泡就形成初级溶酶体。这样内质网的膜经高尔基体转化成细胞膜的一部分或溶酶体的膜。另外衰老破损的内质网、线粒体等细胞器经自噬作用形成自噬体，被溶酶体经自溶作用消化后，也经胞吐作用将残渣排出胞外，这些细胞器的膜也成为细胞膜中的一部分。所以随着细胞代谢活动和生理功能的不断进行，各膜相结构之间不断地处于相互转换的动态平衡中。

第六章　线粒体与细胞的能量转换

一、学 习 目 标

【掌握】

（1）线粒体的细胞呼吸、氧化磷酸化等基本概念。

（2）线粒体的基本超微结构。

（3）线粒体的半自主性。

【熟悉】

（1）细胞呼吸的主要过程和四个阶段发生的具体位置。

（2）线粒体的蛋白质合成及转运过程。

【了解】　线粒体的增殖与起源、线粒体与医学的关系。

二、复　习　题

（一）名词解释

1. 细胞呼吸（cellular respiration）

2. 线粒体的半自主性（half autonomy of mitochondrion）

3. 基粒（elementary particle）

4. 氧化磷酸化（oxidative phosphorylation）

5. 电子传递链（electron transport chain）

6. ATP 合酶（ATP synthase）

（二）选择题（单选）

1. 下列关于线粒体的描述错误的是（　　）

A. 含有自己的 DNA　　B. 细胞的动力工厂　　C. 能完全合成自己的蛋白质

D. 为双层膜结构　　E. 外膜通透性大

2. 除了细胞核外，还含有 DNA 的细胞器是（　　）

A. 线粒体　　B. 高尔基体　　C. 内质网　　D. 核糖体

E. 溶酶体

3. 线粒体是（　　）

A. 由一层单位膜构成的囊状结构　B. 由双层单位膜构成的囊状结构

C. 由一层单位膜构成的片层结构　D. 由双层单位膜构成的片层结构

E. 由一层生物膜构成的片层结构

4. 细胞中提供 ATP 的主要场所是（　　）

A. 内质网　B. 细胞核　C. 细胞基质　D. 线粒体　E. 溶酶体

5. 线粒体 DNA 是（　　）

A. 线状 DNA，其密码与核 DNA 的密码有所不同

B. 线状 DNA，其密码与核 DNA 的密码完全相同

C. 环状 DNA，其密码与核 DNA 的密码有所不同

D. 环状 DNA，其密码与核 DNA 的密码完全相同

E. 部分环状，部分线状，但密码相同

6. 糖酵解发生的场所是（　　）

A. 细胞基质　B. 线粒体内膜　C. 线粒体外膜　D. 线粒体基质　E. 嵴

7. 从线粒体内膜和外膜所执行的功能可以推测二者蛋白质（包括酶）的量（　　）

A. 内膜多于外膜　B. 外膜多于内膜　C. 相等

D. 内膜多于或等于外膜　E. 以上都不是

8. 线粒体的半自主性体现于下列哪一事实（　　）

A. 线粒体脱氧核糖核酸（mtDNA）能独立复制

B. 线粒体内含有核糖体

C. 在遗传上由线粒体基因组和细胞核基因组共同控制

D. mtDNA 与细胞核脱氧核糖核酸的遗传密码有所不同

E. mtDNA 在 G_2 期合成

9. 下列哪一种细胞器是由双层膜构成（　　）

A. 高尔基体　B. 溶酶体　C. 线粒体　D. 过氧化物酶体　E. 核糖体

10. 线粒体的嵴来源于（　　）

A. 外膜　B. 膜间腔　C. 内膜　D. 基质颗粒衍生

E. 内膜外膜共同形成

11. 线粒体中三羧酸循环反应进行的场所是（　　）

A. 基质　B. 内膜　C. 基粒　D. 嵴膜　E. 膜间腔

12. 下列关于线粒体脱氧核糖核酸的叙述错误的是（　　）

A. 裸露不与组蛋白结合　B. 易发生突变　C. 紧凑，信息量小

D. 不能自我复制　E. 半自主性

13. 下列哪一种基粒的结构具有 ATP 合成酶活性（　　）

A. 头部　B. 柄部　C. 内膜　D. 基片　E. 以上都不是

14. 线粒体数量最多的哺乳动物细胞是（　　）

A. 成熟红细胞　B. 心肌细胞　C. 角质细胞　D. 淋巴细胞　E. 上皮细胞

15. 基粒的化学本质是（　　）

A. 递氢体　B. 电子传递体　C. 疏水蛋白

D. ATP 合酶　E. 抑制多肽

16. 线粒体内膜的标志酶是（　　）

A. 细胞色素氧化酶　B. 单胺氧化酶　C. 苹果酸脱氢酶
D. 腺苷酸激酶　E. 柠檬酸合成酶

17. 线粒体基质的标志酶是（　　）

A. 细胞色素氧化酶　B. 单胺氧化酶　C. 苹果酸脱氢酶
D. 腺苷酸激酶　E. 柠檬酸合成酶

18. 线粒体膜间腔的标志酶是（　　）

A. 细胞色素氧化酶　B. 单胺氧化酶　C. 苹果酸脱氢酶
D. 腺苷酸激酶　E. 柠檬酸合成酶

19. 人类线粒体基因组含有多少个编码蛋白质的基因（　　）

A. 10 个　B. 11 个　C. 12 个　D. 13 个　E. 15 个

20. 下列关于线粒体内膜的描述不正确的是（　　）

A. 通透性低　B. 向内能形成突起，称为嵴　C. 比外膜稍薄
D. 不含脂类　E. 蛋白质含量丰富

21. 细胞氧化过程中，电子传递发生于（　　）

A. 线粒体基质　B. 线粒体内膜的呼吸链　C. 线粒体外膜
D. 细胞基质　E. 细胞膜

22. 细胞氧化过程中，氧化磷酸化发生在（　　）

A. 线粒体基质　B. 线粒体膜间腔　C. 线粒体外膜
D. 线粒体基粒　E. 呼吸链

23. 下面关于线粒体外膜的描述中，哪一种是不正确的（　　）

A. 外膜对于 H^+是不通透性的　B. 外膜对于小分子物质是具有通透性的
C. 外膜含有蛋白质和脂类　D. 外膜具有孔蛋白
E. 外膜光滑平整

24. 线粒体内膜的描述不包括下列哪一项（　　）

A. 线粒体内膜的通透性较差　B. 内膜比外膜稍厚
C. 由内膜包围的空间称基质腔　D. 内膜具有高度的选择通透性
E. 内膜上附着基粒

25. 前导肽在进行蛋白质运送时，先要将被运送的蛋白质（　　），运送到位后，蛋白质再进行（　　）

A. 解折叠，折叠　B. 变性，复性　C. 甲基化，去甲基化
D. 磷酸化，去磷酸化　E. 折叠，去磷酸化

26. 线粒体是细胞能量的提供者，下列描述错误的是（　　）

A. 它是含酶最多的细胞器　B. 具有双层膜结构　C. 不属于内膜系统
D. 不同细胞中数目不同　E. 能合成自身所需的全部蛋白质

27. 催化三羧酸循环、脂肪酸和丙酮酸氧化等有关的主要酶类存在于线粒体的（　　）

A. 外膜上　B. 内膜上　C. 嵴上　D. 基质中　E. 基粒

28. 关于细胞呼吸，错误的是（　　）

A. 产生的能量以高能磷酸键形式储存于 ATP 中　B. 能量逐步释放
C. 不需要水的参与　D. 需要恒温恒压条件
E. 线粒体内一系列酶催化的氧化还原反应

29. 在线粒体中，ADP 磷酸化生成 ATP 发生在（　　）

A. 内膜　　B. 膜间腔　　C. 嵴　　D. 基质　　E. 基粒

（三）填空题

1. 线粒体是细胞中含酶最________的细胞器，目前发现含有________多种酶。

2. 葡萄糖氧化的四个步骤为________、________、________和________。

3. 电镜下线粒体的结构由四部分构成，分别是________、________、________和________。

4. 线粒体是细胞的________基地，主要功能是________。

5. 核编码蛋白质的线粒体转运时，前体蛋白在________的帮助下穿越线粒体膜。

6. 核编码蛋白质进入线粒体后，在________协助下重新折叠。

7. 线粒体是由______层膜围成的细胞器，______膜光滑而有弹性，其上具有________结构，是________分子运输的通道。

8. 线粒体的嵴由________膜内凹而成，其上具有带柄的________。

（四）简答题

1. 为什么说线粒体是半自主性细胞器?

2. 简述线粒体的超微结构。

3. 简述线粒体基粒的基本结构和功能。

三、参考答案

（一）名词解释

1. 细胞呼吸：在细胞特定的细胞器（主要是线粒体）内，在 O_2 的参与下，分解各种大分子物质，产生 CO_2；与此同时分解代谢所释放的能量储存于 ATP 中，这一过程称为细胞呼吸，又称为生物氧化和细胞氧化。

2. 线粒体的半自主性：线粒体内含有 DNA 分子及完整的遗传信息传递和表达系统，能够进行遗传信息的复制、转录和翻译，但是线粒体的功能受到线粒体基因组和核基因组双重遗传系统的控制。因此线粒体是一种半自主性细胞器。

3. 基粒：内膜（包括嵴）的内表面附着许多突出于内腔的颗粒称为基粒，基粒是将呼吸链电子传递过程中释放的能量用于使 ADP 磷酸化生产 ATP 的重要部位，其化学本质是 ATP 合成酶。

4. 氧化磷酸化：生物化学过程，在真核细胞的线粒体或细菌中，是物质在体内氧化时释放的能量供给 ADP 与无机磷合成 ATP 的偶联反应。

5. 电子传递链：具有递氢、递电子作用的一系列氢载体和电子载体，在线粒体内膜上有序排列，构成相互关联的链状，称为电子传递链。

6. ATP 合酶：由多种蛋白质亚基组成的，能够催化 ADP 磷酸化形成 ATP，包括头部、柄部、基片三部分。

（二）选择题（单选）

1. C　2. A　3. B　4. D　5. C　6. A　7. A　8. C　9. C　10. C　11. A　12. D　13. C
14. B　15. D　16. A　17. C　18. D　19. D　20. D　21. B　22. D　23. A　24. B
25. A　26. E　27. D　28. C　29. E

（三）填空题

1. 多，120
2. 糖酵解，乙酰辅酶 A 生成，三羧酸循环，氧化磷酸化
3. 外膜，内膜，膜间腔，基质腔
4. 有氧呼吸，供应能量
5. 前导肽
6. 伴侣蛋白
7. 双，外，筒状，小
8. 内膜，基粒

（四）简答题

1. 为什么说线粒体是半自主性细胞器?

线粒体内含有 DNA 分子及完整的遗传信息传递和表达系统，能够进行遗传信息的复制、转录和翻译，能合成自身的 mRNA、tRNA、rRNA，并生成自身的蛋白质，具有一定的遗传性。

线粒体自主性是有限的，功能的实现有赖于两套遗传系统的协调作用。线粒体的 DNA 只含有 3 种蛋白质的遗传信息，占全部蛋白质的 10%，其余 90%的蛋白质由核 DNA 编码；线粒体的DNA转录和翻译所需的酶由核DNA编码;线粒体的生物发生是核DNA和mtDNA分别受控的过程。线粒体基础支架的形成、DNA 的复制、转录、线粒体的生长、增殖等高度依赖核基因编码的蛋白质。而内膜上的氧化磷酸化的位点的分化受核 DNA 和 mtDNA 共同控制。因此线粒体是一种半自主性细胞器。

2. 简述线粒体的超微结构。

（1）外膜：光滑平整具有小孔。

（2）内膜和内部空间：内膜上有线粒体的标志性结构——嵴，还有基粒催化 ADP 磷酸化生成 ATP。

（3）基质：催化三羧酸循环。

3. 简述线粒体基粒的基本结构和功能。

基粒位于线粒体内膜和嵴上，含有头部、柄部和基部三部分。

（1）头部：呈球形，为可溶性 ATP 酶，是线粒体内能量转换、合成 ATP 的关键部位。

（2）柄部：呈杆状，为寡霉素敏感蛋白（OSCP），是细胞呼吸释放能量的中转站，也是使 F_1 对药物寡霉素敏感的蛋白质，可使 F_1 催化合成 ATP 的活性被寡霉素抑制。

（3）基部：镶嵌于内膜中，为疏水蛋白（F_O 因子），可能是 H^+的导体，能传递 H^+并通过内膜交给 F_1 的催化部位。

第七章　细胞骨架与细胞的运动

一、学习目标

【掌握】
（1）细胞骨架的概念及分类。
（2）微管的化学组成、结构及功能。
（3）微丝的化学组成、结构及功能。
（4）中间纤维的化学组成、结构和功能。
【熟悉】
（1）微管、微丝组装的过程及其特点。
（2）影响微管、微丝组装的因素。
（3）微管、微丝和中间纤维主要特征和功能的比较。
【了解】
（1）中间纤维的装配合调节。
（2）细胞骨架与疾病。

二、复　习　题

（一）名词解释

1. 细胞骨架（cytoskeleton）

2. 微管（microtubule）

3. 微管相关蛋白质（microtubule-associated protein，MAP）

4. 微管组织中心（microtubule organizing center，MTOC）

5. 踏车现象（tread milling）

6. 中心体（centrosome）

7. 星体（aster）

8. 马达蛋白质（motor protein）

9. 应力纤维（stress fiber）

10. 细胞皮层（cell cortex）

（二）选择题（单选）

1. 构成细胞骨架的成分是（ ）
A. 蛋白质 B. 糖类 C. 核酸 D. 脂类 E. 以上物质都包括
2. 下列哪种结构不是由微管组成（ ）
A. 鞭毛 B. 收缩环 C. 中心粒 D. 纤毛 E. 纺锤体
3. 在电子显微镜下，中心粒是由（ ）围成的圆筒状结构
A. 9组三联管 B. 9组二联管 C. 9组单管 D. 6组二联管 E. 6组三联管
4. 以下哪种细胞结构中不包含有细胞骨架成分（ ）
A. 核纤层 B. 细胞膜 C. 微绒毛 D. 中心体 E. 桥粒
5. 微丝的主要成分是（ ）
A. 球状肌动蛋白 B. 纤维状肌动蛋白 C. 原肌球蛋白
D. 肌钙蛋白 E. 锚蛋白
6. 能够抑制微管形成的物质是（ ）
A. 鬼笔环肽 B. 长春花碱 C. 秋水仙碱 D. 细胞松弛素B E. Mg^{2+}
7. 能够抑制微管解聚的物质是（ ）
A. 鬼笔环肽 B. 细胞松弛素B C. 秋水仙碱 D. 长春花碱 E. 紫杉醇
8. 细胞皮层是由哪类细胞骨架成分构成的（ ）
A. 微管 B. 中间纤维 C. 微丝 D. 以上都是 E. 以上都不是
9. 具有ATP酶活性的蛋白质是（ ）
A. 微管蛋白 B. 肌动蛋白 C. 原肌球蛋白 D. 肌钙蛋白 E. 连接蛋白
10. 核纤层中的细胞骨架成分是（ ）
A. 微管 B. 中间纤维 C. 微丝 D. 以上都是 E. 以上都不是
11. 能够专一抑制微丝解聚的物质是（ ）
A. 长春花碱 B. 细胞松弛素B C. 秋水仙碱 D. 鬼笔环肽 E. Mg^{2+}
12. 下列哪种结构不具备微管组织中心的作用（ ）
A. 中心粒 B. 纤毛基体 C. 鞭毛基体 D. 微绒毛 E. 精子尾部
13. 下列哪项不属于微管的功能（ ）
A. 中心粒、纤毛和鞭毛的形成 B. 信号传导 C. 受体作用
D. 物质运输 E. 支持功能
14. 以下纤维不属于中间纤维的是（ ）
A. 角蛋白纤维 B. 结蛋白纤维 C. 波形蛋白纤维
D. 神经丝蛋白纤维 E. 肌原纤维
15. αβ微管蛋白异二聚体上具有哪种三磷酸核苷的结合位点（ ）
A. GTP B. ATP C. UTP D. CTP E. 以上都是
16. 中心粒及纤毛、鞭毛的基体中由哪种微管构成（ ）
A. 多联管 B. 四联管 C. 单管 D. 三联管 E. 二联管
17. 下列哪项不属于微丝的功能（ ）
A. 支持功能 B. 肌肉收缩 C. 胞质分裂 D. 细胞运动 E. 参与染色体运动
18. 完整的中间纤维横切面可见到蛋白单体数是（ ）
A. 24 B. 16 C. 32 D. 64 E. 8

19. 组成微丝的主要成分是（ ）

A. 肌动蛋白 B. 角蛋白 C. 动力蛋白 D. 原肌球蛋白 E. 肌钙蛋白

20. 微管相关蛋白质不包括（ ）

A. MAP-1 B. Arp2/3 C. Tau D. MAP-2 E. MAP-4

（三）填空题

1. 细胞骨架是真核细胞内由______聚合而成的三维网架体系，由______、______和______构成。
2. 微管有________、________和________三种不同的存在形式。
3. 微管相关蛋白质包括________、________、________和________四种蛋白质。
4. 微管的装配过程可分为________、________和________三个时期。
5. 中间纤维蛋白分子的结构是由________、________和________组成。
6. 根据组织来源的免疫原性，中间纤维蛋白可分为________、________、________、________和________。细胞核中的________也是一种中间纤维。
7. 微丝的基本单位是________，其具有________和________两种存在形式。

（四）简答题

1. 简述微管的化学组成、类型及功能。
2. 简述微丝的化学组成、类型及功能。
3. 简述中间纤维的结构和功能。
4. 比较三种细胞骨架成分和功能的异同。

三、参考答案

（一）名词解释

1. 细胞骨架：是真核细胞中由蛋白质聚合而成的单位纤维状网架体系。广义的细胞骨架包括细胞质骨架、核骨架和细胞外基质，狭义的细胞骨架是指细胞质骨架。

2. 微管：是由微管蛋白和微管相关蛋白质组成的中空圆柱状结构，在不同类型细胞中结构相似。

3. 微管相关蛋白质：是同微管相结合的辅助蛋白，参与微管的组装并维持微管的稳定性。

4. 微管组织中心：细胞内能发挥微管成核作用，并使之延伸的细胞结构，主要是细胞的中心体、纤毛和鞭毛的基体，均具有 9 组三联体微管的结构，帮助微管装配成核。对微管的形成、数量、位置、极性和细胞有丝分裂均有重要意义。

5. 踏车现象：细胞骨架中的微管和微丝都是高度动态变化不稳定的结构，它们的总长度与正端聚合与负端解聚的速度有关，当正端聚合的速度等于负端解聚的速度时微管或者微丝的长度不变，但是微管的一端发生 GTP 和微管蛋白的添加，使微管不断延长，成为正端，另一端含有 GDP 的微管蛋白发生解聚而使微管缩短，则为负端，微管的这种装配方式称为踏车现象。

6. 中心体：为动物细胞中最主要的微管组织中心，包括中心粒和中心粒旁物质，在细胞间期位于细胞核附近，有丝分裂期位于纺锤体的两极。

7. 星体：为新生微管从中心体发出的星形结构。

8. 马达蛋白质：为通过水解 ATP 或 GTP 将化学能转变为机械能的一类蛋白质。

9. 应力纤维：又称为张力纤维，是真核细胞中广泛存在的，有微丝束构成的较为稳定的纤维状结构。

10. 细胞皮层：是指细胞中紧贴细胞膜内侧的微丝与微丝结合蛋白组成的三维网络结构。

（二）选择题（单选）

1. A 2. B 3. A 4. B 5. A 6. C 7. E 8. C 9. B 10. B 11. D 12. D 13. C 14. E 15. A 16. D 17. E 18. C 19. A 20. B

（三）填空题

1. 蛋白质，微管，微丝，中间纤维
2. 单管，二联管，三联管
3. MAP-1，MAP-2，tau，MAP-4
4. 成核期，聚合期，稳定期
5. 头部（N 端），中间杆状区，尾部（C 端）
6. 角蛋白，结蛋白，波形蛋白，胶质原纤维酸性蛋白，神经纤丝蛋白，核纤层蛋白
7. 肌动蛋白，球状肌动蛋白，纤维状肌动蛋白

（四）简答题

1. 简述微管的化学组成、类型及功能。

（1）微管的化学组成：主要化学成分为微管蛋白。其他化学成分为微管相关蛋白质。

（2）微管的类型：单管、二联管、三联管。

（3）微管的功能

1）微管构成细胞内网状，支架支持和维持细胞形态，并对细胞器进行定位。

2）参与细胞内物质运输。

3）参与中心粒、纤毛和鞭毛的形成。

4）参与染色体运动，调节细胞分裂。

5）参与细胞内信号转导。

2. 简述微丝的化学组成、类型及功能。

（1）微丝的化学组成：主要成分为肌动蛋白和肌球蛋白，肌球蛋白起控制微丝的形成、连接、盖帽、切断的作用，也可影响微丝的功能。其他成分为调节蛋白、连接蛋白、交联蛋白。

（2）微丝的功能：

1）构成细胞的支架并维持细胞的形态。

2）参与细胞分裂。

3）参与细胞变形运动。

4）参与肌肉收缩。

5）参与细胞内信号传递。

6）参与细胞内物质运输。

7）顶体反应、细胞器运动、质膜的流动性和胞质环流，均与微丝有关。

3. 简述中间纤维的结构和功能。

（1）中间纤维的结构：中间纤维是中空管状结构，直径约 10nm，介于微丝和微管之间，中间纤维的单体是中间纤维蛋白单体，中间纤维蛋白具有一个较稳定的 310 个氨基酸的 α 螺旋组成的杆状中心区，杆状区两端为非螺旋的头部区（N 端）和尾部区（C 端）。头部区和尾

部区由不同的氨基酸构成，为高度可变区域。两条中间纤维蛋白单体形成超螺旋二聚体，两个超螺旋二聚体交错形成四聚体，4个四聚体组成原丝，8个原丝装配成中间纤维。

（2）中间纤维的功能：

1）中间纤维在细胞内形成一个完整的网状骨架系统。

2）中间纤维为细胞提供机械强度支持。

3）中间纤维参与细胞连接。

4）中间纤维维持细胞核膜稳定。

5）其他功能，如对微管的装配、稳定起作用，与细胞分化相关，与细胞信号传递、核内基因传递及核内基因表达等重要生命活动有关。

4. 比较三种细胞骨架成分和功能的异同。

三种细胞骨架成分和功能的区别见下表。

特性	微管	中间纤维	微丝
单体	α、β异二聚体微管蛋白	多种杆状蛋白	球状肌动蛋白
结合核苷酸	GTP-αβ二聚体	无	ATP结合球状肌动蛋白
结构	13根原纤丝组成空心管状纤维	8条原纤维，空心管状纤维	双链螺旋
踏车	有	无	有
极性	有	无	有
结合蛋白	MAPs	IFAP（15种）	肌动蛋白结合蛋白（10多种）
马达蛋白	驱动蛋白、动力蛋白	无	肌球蛋白
大小	外径24nm	外径10nm	5～8nm
分布	真核细胞	动物细胞	真核细胞
主要功能	支持、运输、细胞器定位等	支持	支持、运输、运动、收缩等
特异性药物	秋水仙碱/长春花碱/紫杉醇		细胞松弛素/鬼笔环肽

第八章　细　胞　核

一、学 习 目 标

【掌握】

（1）核膜的化学组成、结构和功能。

（2）染色质的化学组成及其特点。

（3）染色质与染色体的异同。

（4）核小体的结构模型。

（5）核仁的化学组分、结构和功能。

【熟悉】

（1）核孔复合体结构与功能。

（2）染色质组装成染色体假说。

（3）间期细胞核的形态、大小、位置、数量和基本结构组成。

（4）核基质的含义、化学组成。

【了解】

（1）染色体的数目、核型和带型。

（2）核基质的主要功能。

（3）核基质与核骨架之间的关系。

（4）细胞核与疾病。

二、复　习　题

（一）名词解释

1. 细胞核（nucleus）

2. 核纤层（nuclear lamina）

3. 常染色质（euchromatin）

4. 异染色质（heterochromatin）

5. 核小体（nucleosome）

6. 核基质（nuclear matrix）

7. 核孔（nuclear pore）

8. 核仁组织者（nucleolus organizer）

9. 核定位信号（nuclear localization signal）

10. 核型（karyotype）

（二）选择题（单选）

1. 真核细胞间期核中最显著的结构是（　　）
A. 染色体　B. 染色质　C. 核仁　D. 核膜　E. 核纤层
2. 广义的核骨架包括（　　）
A. 核基质　B. 核基质、核孔复合物　C. 核纤层、核基质
D. 核纤层、核孔复合体和一个不溶的网络状结构　E. 核纤层
3. 细胞核被膜常常与胞质中的（　　）相连通。
A. 光面内质网　B. 糙面内质网　C. 高尔基体　D. 溶酶体　E. 线粒体
4. 下列哪种组蛋白在进化上最不保守（　　）
A. H1　B. H2A　C. H3　D. H4　E. H2B
5. 构成染色体的基本单位是（　　）
A. DNA　B. 核小体　C. 螺线管　D. 超螺线管　E.染色单体
6. 异染色质是（　　）
A. 高度凝集和转录活跃的
B. 高度凝集和转录不活跃的
C. 松散和转录活跃的
D. 松散和转录不活跃的
E. 以上都不对
7. 有丝分裂中，核膜崩解发生在（　　）
A. 前期　B. 中期　C. 后期　D. 末期　E. 中后期
8. 人类主要的 rRNA 基因定位于 13、14、15、21、22 号染色体的次缢痕处，与核仁的发生有关，称为（　　）
A. 核仁　B. 核仁组织者　C. 核糖体　D. 核小体　E. 着丝粒
9. 随着细胞增殖而缩短，具有维持染色体稳定的结构是（　　）
A. 端粒　B. 着丝粒　C. 随体　D. 次缢痕　E. 核仁组织者
10. 位于连接 DNA 上的组蛋白是（　　）
A. H1　B. H2A　C. H2B　D. H2　E. H3

11. 真核细胞的细胞核（　　）
A. 是细胞遗传物质储存场所
B. 是最大的细胞器
C. 是遗传物质复制、转录的场所
D. 是细胞代谢、生长等生命活动的控制中心
E. 以上都是真核细胞细胞核的有关描述
12. 关于核膜上的核孔复合体叙述不正确的是（　　）
A. 是蛋白质以特定方式构成的复合结构
B. 在胞质面与核质面两侧不对称
C. 是细胞核与细胞质之间的双向物质运输通道
D. 被人们接受的核孔复合体模型有捕鱼笼式模型
E. 核孔复合体只进行繁忙的被动运输
13. 间期核内转录活跃的 DNA 称为（　　）
A. 常染色质
B. 异染色质
C. 核仁相随染色质
D. 组成性异染色质
E. 兼性异染色质
14. 端粒的作用是（　　）
A. 它们保护染色体使其免于核酸酶的降解
B. 它们能防止染色体之间的末端融合
C. 它们是染色体完全复制所必需的
D. 维持染色体的稳定性与完整性
E. 以上都正确
15. 下列哪一项不是关于核被膜的正确描述（　　）
A. 外核膜的化学组成与内质网相似
B. 核被膜是真核细胞的重要标志
C. 外核膜上有核糖体附着
D. 是核内膜、核外膜对称的双层膜结构
E. 是内膜系统的一部分
16. 关于组蛋白的描述不正确的是（　　）
A. 不同物种间的核小体组蛋白有很大差别
B. 组蛋白中含有许多碱性氨基酸
C. 组蛋白富含赖氨酸和精氨酸
D. 组蛋白与 DNA 结合抑制 DNA 的复制
E. 组蛋白是染色质的主要成分
17. DNA 复制的条件是（　　）
A. 四种脱氧核苷三磷酸为原料
B. 亲代 DNA 双链为模板
C. ATP 供能
D. 多种酶为催化剂
E. 以上全包括
18. 真核细胞遗传信息流动的方向是（　　）
A. DNA→mRNA→蛋白质
B. DNA→hnRNA→蛋白质
C. DNA→rRNA→蛋白质
D. DNA→tRNA→蛋白质
E. mRNA→DNA→蛋白质
19. 人类的 X 染色体属于哪一组（　　）
A. A 组
B. B 组
C. C 组
D. D 组
E. E 组
20. 人类正常核型的正确表示方法为（　　）
A. 正常男性为 46，XY；正常女性为 46，XX
B. 正常男性为 46，XX；正常女性为 46，XY
C. 正常男性为 23，XY；正常女性为 23，XX
D. 正常男性为 46+XY；正常女性为 46+XX
E. 正常男性为 23+XY；正常女性为 23+XX

21. 下列关于核定位信号（NLS）描述错误的是（　　）
A. 亲核蛋白质都含有 4～8 个氨基酸组成的 NLS 序列
B. NLS 通常富含带正电的赖氨酸、精氨酸和脯氨酸
C. 细胞质中存在 NLS 受体
D. NLS 在亲核蛋白质由细胞质到细胞核的过程中发挥作用
E. NLS 是一个与 DNA 结合的蛋白质
22. 下列正确的是（　　）
A. 常染色质在 S 期晚期复制，异染色质在 S 期早期复制
B. 常染色质在 S 期早期复制，异染色质在 S 期中期复制
C. 常染色质在 S 期中期复制，异染色质在 S 期晚期复制
D. 常染色质在 S 期早期复制，异染色质在 S 期晚期复制
E. 常染色质、异染色质均在 S 期早期复制
23. 核仁不具备的特征是（　　）
A. 没有包膜的海绵状球体　　B. 参与 5S、28S、5.8S、18S rRNA 的合成
C. 与核糖体的装配有关　　D. 在分裂细胞中呈现周期性变化
E. 能被特征性地银染而着色

（三）填空题

1. 细胞核的主要结构包括________、________、________、________、________。
2. 核被膜由________、________、________三部分构成。
3. 核孔复合体主要结构包括________、________、________、________几部分。主要功能是________。
4. 细胞核外核膜表面常常附着有________，与________相连。
5. 核仁组织区（NOR）是存在于细胞内特定染色体________处，主要含有________基因的一个染色体区段。
6. 真核细胞中遗传物质在间期和分裂期的存在方式不同，其中间期以________形式存在，分裂期以________形式存在，其基本结构单位是________。
7. 染色体主要由________、________、________、__________四种大分子组成；其中________和________的含量比较稳定。
8. 组成核小体的组蛋白主要有________、________、________、________和________。
9. 染色质组装成染色体之间要有四级结构的变化，其中一级结构为________，二级结构为________，三级结构为________，四级结构为________。
10. 保证染色体进行稳定复制和遗传的三种功能序列分别是______、______和______。
11. 按照中期染色体________的位置，染色体的形态类型可分为________、________、________和________四种类型，其中人类不具备________类型。
12. 动粒和着丝粒是两个不同的概念，其化学本质也不同，前者是________，后者是________；染色体上有主缢痕和次缢痕，着丝粒位于________。
13. 间期染色质按其形态特征核染色体性能区分为________和________两种类型，异染色质又可分为________和________。
14. 根据国际遗传学会议命名系统，人类染色体分为________组。在染色体命名时需标明染色体________、________、________、________，如 2p31 表示________。

15. 核仁在超微结构上要分为________、________和________3 个区域。主要功能是________和________。

16. 着丝粒-动粒复合体，自内向外依次有________域、________域和________域。

17. DNA 复制过程通常分为________、________、________三个阶段。

18. 真核细胞的表达比原核细胞的表达复杂得多，能在________水平、________水平、________水平、________水平和________水平等多种层次上进行调控。

（四）简答题

1. 核纤层的主要功能是什么？
2. 核基质的主要功能是什么？
3. 简述细胞核的基本结构及其主要功能。
4. 核仁的结构和功能主要是什么？
5. 简述核被膜的主要生理功能。
6. 染色体中非组蛋白的功能是什么？
7. 核仁的电子显微结构有哪些？核仁为什么会出现周期性消长，有什么意义？

三、参考答案

（一）名词解释

1. 细胞核：为真核细胞内，遗传物质储存、转录及表达的场所，是细胞生命活动的调控中心。

2. 核纤层：是附着于内核膜下的高电子密度纤维状蛋白网，属中间纤维类，在哺乳动物中有核纤层蛋白 A、核纤层蛋白 B、核纤层蛋白 C 三种。

3. 常染色质：结构松散，螺旋化程度低，染色浅，均匀分布于间期细胞核中央，是正常情况下经常处于功能活性状态的染色质。

4. 异染色质：结构较紧密，染色深，螺旋化程度较高。位于内核膜边缘，转录不活跃或无转录活性的染色质，分为组成型异染色质和兼性异染色质。

5. 核小体：是染色体的基本结构单位，每个核小体由组蛋白 H2A、H2B、H3、H4 各两分子组成八聚体及外面盘绕 1.75 圈约 146bp DNA 构成。两个核小体之间以 50～60bp 的连接 DNA 片段与组蛋白 H1 形成细丝相连接。

6. 核基质：是真核细胞间期核中除核被膜、染色质及核仁以外的一个以纤维蛋白成分为主的网状结构，又称核骨架。

7. 核孔：是内、外两层核膜的局部融合之处形成的环状开口，是核、质间物质相互交流的渠道，并有一定的选择性。

8. 核仁组织者：位于染色体的次缢痕部位，是 rRNA 基因所在部位，与间期细胞核仁形成有关。但并非所有的次缢痕都是核仁组织者。

9. 核定位信号：亲核蛋白一般都含有特殊的氨基酸序列，这些内含的特殊短肽保证了整个蛋白质能够通过核孔复合体被转运到细胞核内。这段具有“定向”“定位”作用的序列被命名为核定位序列或核定位信号。

10. 核型：细胞分裂中期染色体特征的总和，包括染色体的数目、大小和形态特征等方面。

（二）选择题（单选）

1. C 2. D 3. B 4. A 5. B 6. B 7. A 8. B 9. A 10. A 11. E 12. E 13. A
14. E 15. D 16. A 17. E 18. A 19. C 20. A 21. E 22. D 23. B

（三）填空题

1. 核膜，核仁，染色质，核基质，核纤层
2. 内核膜，外核膜，核周隙
3. 胞质环，核质环，辐，中央颗粒，介导细胞核与细胞质间的物质运输
4. 核糖体颗粒，糙面内质网
5. 次缢痕，核糖体 RNA（rRNA）
6. 染色质，染色体，核小体
7. DNA，组蛋白，非组蛋白，RNA，DNA，组蛋白
8. H1，H2A，H2B，H3，H4
9. 核小体，螺线管，超螺线管，染色单体
10. 着丝粒序列，复制起始点序列，端粒序列
11. 着丝粒，中央着丝粒染色体，亚中着丝粒染色体，近端着丝粒染色体，端着丝粒染色体，端着丝粒染色体
12. 蛋白质，DNA，主缢痕
13. 常染色质，异染色质，结构异染色质，兼性异染色质
14. 7，染色体序号，臂号，区号，带号，2 号染色体短臂 3 区 1 带
15. 纤维中心，致密纤维组分，颗粒组分，合成加工 rRNA，装配核糖体大小亚基
16. 动粒，中心，配对
17. 起始，延伸，终止
18. 转录前，转录，转录后，翻译，翻译后

（四）简答题

1. 核纤层的主要功能是什么？

（1）保持核的形态：是核被膜的支架，用高盐溶液、非离子去污剂和核酸酶去除大部分核物质，剩余的核纤层仍能维持核的轮廓。此外，核纤层与核骨架及穿过核被膜的中间纤维相连，使胞质骨架和核骨架形成一连续网络结构。

（2）参与染色质和核的组装：核纤层在细胞分裂时呈现出周期性的变化，在间期核中，核纤层提供了染色质（异染色质）在核周边锚定的位点。在前期结束时，核纤层被磷酸化，核膜解体。其中 B 型核纤肽与核膜残余小泡结合，A 型溶于胞质中。在分裂末期，核纤肽去磷酸化重新组装，介导了核膜的重建。

2. 核基质的主要功能是什么？

（1）作为 DNA 复制的支撑物。

（2）参与遗传信息的复制和表达。

（3）与染色体构建有关。

（4）与细胞分化有关。

（5）与病毒复制有关。

3. 简述细胞核的基本结构及其主要功能。

细胞核是真核细胞内最大、最重要的细胞器，主要由核被膜、染色质、核仁及由非组蛋白质组成的网络状的核基质组成，是遗传信息的储存场所，是细胞内基因复制和 RNA 转录的中心，是细胞生命活动的调控中心。

4. 核仁的结构和功能主要是什么？

在光学显微镜下，核仁通常是匀质的球形小体，一般有 1～2 个，但也有多个。主要含蛋白质，是真核细胞间期核中最明显的结构，在电镜下显示出的核仁超微结构与胞质中大多数细胞器不同，在核仁周围没有界膜包围，可识别出 3 个特征性区域：纤维中心、致密纤维组分、颗粒组分。除此以外，还有异染色质包围在核仁周围，称核仁周围染色质，与伸入到核仁内部的 rRNA 基因（属常染色质）一起被称为核仁相随染色质。功能是进行核蛋白体的生物发生的重要场所，即核仁是进行 rRNA 的合成、加工和核蛋白体亚单位装配的重要场所。

5. 简述核被膜的主要生理功能。

（1）构成细胞核、细胞质之间的天然屏障，避免生命活动的彼此干扰。

（2）保护核 DNA 分子不受细胞骨架运动所产生的机械力的损伤。

（3）核质之间物质与信息的交流。

（4）为染色体定位提供支架。

6. 染色体中非组蛋白的功能是什么？

（1）帮助 DNA 分子折叠，以形成不同的结构域，从而有利于 DNA 的复制和基因的转录。

（2）协助启动 DNA 复制。

（3）控制基因转录，调节基因表达。

7. 核仁的电子显微结构有哪些？核仁为什么会出现周期性消长，有什么意义？

（1）结构：纤维中心，电镜下为浅染的低电子密度区、致密纤维成分、颗粒成分；其他，核仁、基质、核仁相随染色质。

（2）核仁周期：分裂期染色质浓缩，rRNA 合成停止，rDNA 袢环逐渐缩回到染色体，核仁缩小继而消失。细胞分裂期后末期，核仁组织区染色体解旋，rDNA 伸展成袢样，在酶的作用下合成 rRNA，经积累和包装 rDNA 袢环周围又组建成新的核仁。

（3）意义：适应细胞在不同时期功能的需要，分裂期蛋白质合成停止因此不需要核仁，间期蛋白质合成旺盛，需要大量核糖体，因此间期核仁明显。

第九章　细胞内遗传信息的传递及调控（略）

未列入教学计划，复习题略。

第十章　细胞连接与细胞黏附

一、学习目标

【掌握】

（1）细胞连接的概念和分类。

（2）黏着带、黏着斑、桥粒和半桥粒的概念。

（3）紧密连接的功能及其分布特点。

（4）钙黏着蛋白、选择素、免疫球蛋白超家族及整联蛋白等细胞黏附分子的结构特点和功能。

【熟悉】

（1）间隙连接的结构和功能。

（2）黏附蛋白异常与疾病发生。

【了解】

（1）紧密连接的化学成分、结构。

（2）间隙连接的化学组成。

二、复　习　题

（一）名词解释

1. 细胞连接（cell junction）

2. 间隙连接（gap junction）

3. 紧密连接（tight junction）

4. 黏着带（adhesion belt）

5. 黏着斑（plaque）

6. 桥粒（desmosome）

7. 半桥粒（hemidesmosome）

8. 细胞通信（cell communication）

9. 黏着连接（adhering junction）

10. 选择素（selectin）

11. 钙黏着蛋白（cadherin）

12. 免疫球蛋白超家族（immunoglobulin-superfamily）

13. 化学突触（chemical synapse）

（二）选择题（单选）

1. 下面哪种结构能封闭细胞间隙（　　）
A. 桥粒连接　B. 间隙连接　C. 紧密连接　D. 黏着带　E. 黏着斑
2. 具有细胞通信功能的连接是（　　）
A. 桥粒连接　B. 黏着斑　C. 紧密连接　D. 黏着带　E. 间隙连接
3. 组成间隙连接的主要蛋白质是（　　）
A. 网格蛋白　B. 连接蛋白　C. 肌动蛋白　D. 糖蛋白　E. 钙黏着蛋白
4. 与细胞内肌动蛋白纤维连接的连接是（　　）
A. 紧密连接　B. 黏着斑　C. 桥粒　D. 半桥粒　E. 间隙连接
5. 从上皮细胞的顶端到底部，各种细胞连接出现的顺序是（　　）
A. 紧密连接→桥粒→黏着连接→半桥粒
B. 桥粒→半桥粒→黏着连接→紧密连接
C. 黏着连接→紧密连接→桥粒→半桥粒
D. 紧密连接→黏着连接→半桥粒→桥粒
E. 紧密连接→黏着连接→桥粒→半桥粒
6. 桥粒最多的是下列哪种细胞（　　）
A. 平滑肌细胞　B. 红细胞　C. 白细胞　D. 神经细胞　E. 上皮细胞
7. 心肌细胞依靠（　　）可以使其同步收缩形成有效的心跳，并将信号同时传递到每个细胞。
A. 间隙连接　B. 紧密连接　C. 桥粒　D. 黏着带　E. 半桥粒
8. 以下关于桥粒的描述哪一项是正确的（　　）
A. 是细胞内微管的锚定位点　B. 跨膜连接糖蛋白是钙黏着蛋白
C. 桥粒斑的一侧与基膜相连　D. 可阻断有害物质进入细胞
E. 跨膜连接糖蛋白是整联蛋白
9. 以下具有封闭上皮细胞间功能的连接是（　　）
A. 黏着带　B. 桥粒　C. 间隙连接　D. 紧密连接　E. 通信连接
10. 在下列连接方式中，哪一个不具有细胞通信作用（　　）
A. 桥粒连接　B. 间隙连接　C. 胞间连丝　D. 化学突触　E. 电突触
11. 下述关于黏着斑的描述，不正确的是（　　）
A. 细胞骨架成分为肌动蛋白　B. 连接细胞与细胞外基质
C. 是细胞内中间纤维锚定点　D. 穿膜蛋白为整联蛋白
E. 是细胞迁移不可缺少的
12. 哪种结构的基本构成单位是连接子（　　）
A. 黏着连接　B. 半桥粒　C. 紧密连接　D. 间隙连接　E. 桥粒连接
13. 整联蛋白通过下列哪种成分将细胞与胞外基质连接起来（　　）
A. 肌动蛋白纤维　B. 中间纤维　C. α 辅肌动蛋白　D. 层粘连蛋白

E. 纽蛋白

14. 通过细胞骨架系统将细胞与相邻细胞或细胞与胞外基质连接起来的方式是（　　）

A. 紧密连接　B. 通信连接　C. 间隙连接　D. 黏着连接

E. 以上都不是

15. 高等植物的胞间连丝属于（　　）

A. 紧密连接　B. 黏着连接　C. 通信连接　D. 桥粒

E. 以上都不是

16. 黏着带和黏着斑与细胞内（　　）相连接。

A. 肌动蛋白纤维　B. α 辅肌动蛋白　C. 中间纤维　D. 桥粒

E. 钙黏着蛋白

17. 细胞内肌动蛋白丝通过（　　）连接方式将相邻细胞联合在一起

A. 黏着带　B. 桥粒　C. 黏着斑　D. 半桥粒　E. 紧密连接

18. 黏着斑和半桥粒的穿膜蛋白是下列哪一种（　　）

A. Ig 样黏附分子　B. 选择素　C. 整联蛋白　D. 钙黏着蛋白

E. 以上都是

19. 黏着连接中，桥粒、半桥粒与细胞骨架系统中的（　　）成分相连接

A. 肌动蛋白纤维　B. 中间纤维　C. 钙黏着蛋白　D. 层粘连蛋白

E. 黏着带

20. 恶性肿瘤容易扩散，与哪一种细胞黏附分子的功能丧失有关系（　　）

A. 选择素　B. 免疫球蛋白超家族　C. 钙黏着蛋白　D. 层粘连蛋白

E. 整联蛋白

21. 关于整联蛋白功能的叙述，错误的是（　　）

A. 整联蛋白介导细胞间相互作用，如协助白细胞进入炎症部位或介导血小板凝血

B. 介导细胞与细胞外基质间的相互作用，将细胞外基质同胞内细胞骨架连成一个整体

C. 在信号传递中发挥重要作用，可与配体集结成簇，既牢固结合又启动信号转导

D. 整联蛋白通过与结合配体将信号传至胞内，但胞内事件不能激活整联蛋白向外传递信号

E. 具有组织细胞分布特异性，具有联系细胞内外的功能

（三）填空题

1. 细胞连接方式分为________、________和________三类。

2. 黏着连接中与桥粒连接的细胞骨架成分是________，而与黏着带连接的细胞骨架成分是________。

3. 通信连接的主要方式有________、________和________。

4. 黏着连接分为________、________、________和________。

5. 黏着连接是由______成分与相邻细胞的______成分或______相连接而形成的结构。

6. 构成间隙连接的基本单位是________，由________形成。

7. 细胞黏附分子根据其分子结构特点和作用方式，共分为________、________、________和________。

8. 细胞黏附分子的作用机制有________、________和________三种模式。

（四）简答题

1. 黏着连接是什么？试比较几种黏着连接类型的异同点。

2. 细胞黏附分子的作用机制有哪些模式？

3. 简述钙黏着蛋白的分子结构和功能。

4. 选择素的分子结构是怎样的？它具有哪些生物学功能？

5. 举例说明整联蛋白介导细胞与细胞外基质或细胞间的黏附作用及介导细胞内的信号转导过程。

6. 紧密连接的分布、结构和功能是怎样的？

7. 桥粒连接的分布、组成和功能是怎样的？

三、参考答案

（一）名词解释

1. 细胞连接：是细胞与细胞之间及细胞与细胞外基质之间，通过细胞表面特殊黏附分子彼此识别结合，在质膜接触区域特化形成的连接结构，是组织形成、维持及修复的基本保证。

2. 间隙连接：存在于大多数动物组织，属于通信连接。在连接处相邻细胞间的缝隙为2～4nm。间隙连接的基本单位为连接子，是由 6 个相同或相似的跨膜蛋白亚单位环绕而成，直径 8nm，中心形成一个直径约 1.5nm 的孔道，可允许分子量 1.5kDa 物质通过。

3. 紧密连接：主要见于体内腺上皮及各种管腔被覆上皮的顶端侧面，呈带状环绕细胞。电镜下可见紧密连接处相邻细胞质膜呈间断融合，融合处细胞间隙消失。相邻细胞连接面上是由成串排列的穿膜蛋白构成焊接线，其细胞外结构域彼此直接相连对合，形成拉链状的密闭连接结构，封闭环绕每个上皮细胞的顶部。

4. 黏着带：是与细胞内肌动蛋白丝相连接的一种黏着连接，位于上皮细胞的紧密连接下方，是相邻细胞之间形成的一个连续的带状结构。相邻的细胞膜上同种跨膜钙黏着蛋白同源二聚体相互黏合，在质膜的内侧有几种附着蛋白与钙黏着蛋白结合在一起，这些附着蛋白包括：α-连锁蛋白、β-连锁蛋白、γ-联蛋白、黏着斑蛋白、α-辅肌动蛋白和片珠蛋白。钙黏着蛋白通过附着蛋白与肌动蛋白束相结合。于是，相邻细胞中的肌动蛋白丝束通过钙黏着蛋白和附着蛋白编织成了一个广泛的网络，把相邻细胞联合在一起。

5. 黏着斑：位于上皮细胞基底部，是细胞通过局部黏附与细胞外基质之间形成的黏着连接，参与黏着斑连接的跨膜蛋白是整联蛋白，其胞外部分与细胞外基质相连，胞内部分通过锚定蛋白与肌动蛋白纤维相连。连接处的质膜呈盘状，称为黏着斑。

6. 桥粒：属于与中间纤维相连接的一种黏着连接。直径约 1μm，呈纽扣样将相邻细胞铆接在一起，存在于上皮细胞黏着带的下方和侧面。电镜下，桥粒处细胞间隙为 20～30nm，在质膜胞质侧有一致密的细胞质斑，称为桥粒斑。桥粒中间跨膜蛋白为钙黏着蛋白。因此相邻细胞中的中间纤维通过细胞质斑和钙黏着蛋白构成了穿膜细胞骨架网络。

7. 半桥粒：在结构上类似桥粒，位于上皮细胞基面与基膜之间，与桥粒的不同之处在于：①只在质膜内侧形成桥粒斑结构，其另一侧为基膜；②穿膜蛋白为整合素而不是钙黏着蛋白，整合素是细胞外基质的受体蛋白；③细胞内的附着蛋白为角蛋白。

8. 细胞通信：指一个细胞的信息通过化学递质或电信号，传递给另一个细胞，使靶细胞产生相应效应。

9. 黏着连接：通过骨架系统将细胞与相邻细胞或细胞与基质之间连接起来，主要作用是形成能够抵抗机械张力的牢固黏合。根据直接参与细胞连接的骨架纤维的性质不同，黏着连接又分为与中间纤维相关的黏着连接和与肌动蛋白纤维相关的黏着连接。前者包括桥粒和半桥粒；后者主要有黏着带和黏着斑。

10. 选择素：是单次穿膜糖蛋白，含有一个小的胞内结构域、一次穿膜结构域和一个大胞外片段。选择素的胞外区由三个结构域构成：N端的C型凝集素结构域、EGF样结构域、重复次数不同的补体结合蛋白结构域；通过凝集素结构域来识别糖蛋白及糖脂分子上的糖配体，在炎症反应和免疫反应中起重要作用。

11. 钙黏着蛋白：是一类依赖于 Ca^{2+}的同亲型细胞黏附分子，在胚胎发育中的细胞识别、迁移和分化，以及组织器官构筑中起重要作用。已鉴定出约200种钙黏着蛋白，分布于不同组织，在细胞膜上呈单次跨膜糖蛋白，并以同源二聚体形式存在，介导同亲性黏附，即只识别结合同样的钙黏着蛋白二聚体。

12. 免疫球蛋白超家族：是一类分子结构中含有类似免疫球蛋白结构域、不依赖于Ca^{2+}，胞外区由一个或多个免疫球蛋白样结构域。成员复杂，有的介导Ca^{2+}的细胞黏附分子等同亲性黏附，有的介导异亲性黏附，大多介导淋巴细胞和免疫反应细胞之间特异的相互作用。

13. 化学突触：是存在于可兴奋细胞间的一种连接方式，其作用是通过释放神经递质来传导兴奋。由突触前膜、突触后膜和突触间隙三部分组成。

（二）选择题（单选）

1. C　2. E　3. B　4. B　5. E　6. E　7. A　8. B　9. D　10. A　11. C　12. D　13. D　14. D　15. C　16. A　17. A　18. C　19. B　20. C　21. D

（三）填空题

1. 紧密连接，黏着连接，通信连接
2. 中间纤维，肌动蛋白
3. 间隙连接，胞间连丝，化学突触
4. 桥粒，半桥粒，黏着带，黏着斑
5. 细胞骨架，细胞骨架，细胞外基质
6. 连接子，6个连接蛋白环绕
7. 钙黏着蛋白，选择素，免疫球蛋白超家族，整联蛋白
8. 同亲性黏附，异亲性黏附，连接分子依赖性结合

（四）简答题

1. 黏着连接是什么？试比较几种黏着连接类型的异同点。

黏着连接是一类由细胞骨架参与、存在于细胞间或细胞与细胞外基质之间的细胞连接。根据黏着连接所在部位、形态结构和连接细胞骨架的不同分为两类：与肌动蛋白丝相连接的黏着连接和与中间纤维相连接的黏着连接，前者包括黏着带和黏着斑，后者包括桥粒和半桥粒。构成黏着连接的蛋白质包括细胞内锚蛋白和穿膜黏着蛋白，黏着连接通过这些蛋白质与细胞骨架互相连接，把细胞间或细胞与细胞外基质之间连接在一起。

几种黏着连接的比较见下表：

名称	穿膜蛋白	结合细胞骨架类型	连接特征
黏着带	钙黏着蛋白	肌动蛋白丝	细胞-细胞连接
黏着斑	整联蛋白	肌动蛋白丝	细胞-细胞外基质连接
桥粒	钙黏着蛋白	中间丝	细胞-细胞连接
半桥粒	整联蛋白	中间丝	细胞-细胞外基质连接

2. 细胞黏附分子的作用机制有哪些模式？

多数细胞黏附分子的作用依赖于二价阳离子，如 Ca^{2+}、Mg^{2+}。细胞黏附分子的作用机制有三种模式：①两相邻细胞表面的同种 CAM 分子间的相互识别与结合（同亲性黏附）；②两相邻细胞表面的不同种 CAM 分子间的相互识别与结合（异亲性黏附）；③两相邻细胞表面的相同 CAM 分子借细胞外的连接分子相互识别与结合。

3. 简述钙黏着蛋白的分子结构和功能。

大多数钙黏着蛋白分子是单次穿膜糖蛋白，在质膜中常以同源二聚体的形式存在，依靠 Ca^{2+}与相邻的钙黏着蛋白分子结合，钙黏着蛋白分子结构同源性很高，分子细胞外区约由 110 个氨基酸残基组成，常折叠成 5 个重复结构域，Ca^{2+}结合在重复结构域之间，可将细胞外区锁定在一起，形成棒状结构，赋予钙黏着蛋白分子刚性和强度。

钙黏着蛋白的功能包括以下几点：

（1）介导细胞之间同亲性黏附：在胚胎和成人组织中，特定类型钙黏着蛋白在特定组织细胞上的表达，是同种细胞之间的识别和黏附的分子基础。E-钙黏着蛋白就是保持上皮细胞相互黏着的主要细胞黏附分子。

（2）在个体发育过程中影响细胞分化，参与组织器官的形成：钙黏着蛋白对于胚胎细胞的早期分化及成体组织（尤其是上皮及神经组织）的构筑有重要作用。在发育过程中通过调控钙黏着蛋白表达的种类与数量可决定胚胎细胞间的相互作用（黏合、分离、迁移、再黏合），从而通过细胞的微环境，影响细胞的分化，参与器官形成过程。

（3）参与细胞之间稳定的特化连接结构：在桥粒结构中，钙黏着蛋白家族的桥粒黏蛋白和桥粒胶蛋白的细胞外部分相互重叠并牢固结合，细胞内部分通过细胞质斑与中间纤维相结合，形成牢固的连接结构。

（4）抑制细胞迁移：很多种癌组织中细胞表面的 E-钙黏着蛋白减少或消失，以致癌细胞易从瘤块脱落，成为侵袭与转移的前提。E-钙黏着蛋白可以维持细胞间的连接结构，阻止细胞活动侵袭及转移扩散；相反，E-钙黏着蛋白表达缺失或者表达降低可以促进和诱导上皮-间充质转化发生，导致癌细胞侵袭与转移。

4. 选择素的分子结构是怎样的？它具有哪些生物学功能？

选择素是单次穿膜糖蛋白，含有一个小的胞内结构域、一次穿膜结构域和一个大胞外片段。选择素的胞外区由三个结构域构成：N 端的 C 型凝集素结构域、EGF 样结构域、重复次数不同的补体结合蛋白结构域；通过凝集素结构域来识别糖蛋白及糖脂分子上的糖配体。

E 选择素及 P 选择素所识别与结合的糖配体为唾液酸化及岩藻糖化的 *N*-乙酰氨基乳糖结构（sLeX 及 sLeA）。sLeA 结构存在于髓系白细胞表面（其中包括 L 选择素）分子中。多种肿瘤细胞表面也存在 sLeX 及 sLeA 结构。

P 选择素储存于血小板的 α 颗粒及内皮细胞的 Weibel-Palade 小体。炎症时活化的内皮细胞表面首先出现 P 选择素，随后出现 E 选择素。它们对于召集白细胞到达炎症部位具有重要作用。

E 选择素存在于活化的血管内皮细胞表面。炎症组织释放的白细胞介素 1（IL-1）及肿瘤坏死因子（TNF）等细胞因子可活化脉管内皮细胞，刺激 E 选择素的合成。

L 选择素广泛存在于各种白细胞的表面，参与炎症部位白细胞的出脉管过程。白细胞表面 L 选择素分子上的 sLeA 与活化的内皮细胞表面的 P 选择素及 E 选择素之间的识别与结合，可召集血液中快速流动的白细胞在炎症部位的脉管内皮上减速滚动（即通过黏附、分离、再黏附……如此循环往复），最后穿过血管进入炎症部位。

5. 举例说明整联蛋白介导细胞与细胞外基质或细胞间的黏附作用及介导细胞内的信号转导过程。

整联蛋白又称整合素，大多为亲异性细胞黏附分子，其作用依赖于 Ca^{2+}。介导细胞与细胞间的相互作用及细胞与细胞外基质间的相互作用。几乎所有动植物细胞均表达整合素。整合素是由 α（120～185kDa）和 β（90～110kDa）两个亚单位形成的异二聚体。迄今已发现 16 种 α 亚单位和 9 种 β 亚单位。它们按不同的组合构成 20 余种整合素。α 亚单位的 N 端有结合二价阳离子的结构域，细胞质区近膜处都有一个非常保守的 KXGFFKR 序列，与整合素活性的调节有关。含 β1 亚单位的整合素主要介导细胞与细胞外基质成分之间的黏附。含 β2 亚单位的整合素主要存在于各种白细胞表面，介导细胞间的相互作用。β3 亚单位的整合素主要存在于血小板表面，介导血小板的聚集，并参与血栓形成。除 β4 可与肌动蛋白及其相关蛋白质结合外，α6β4 整合素以层粘连蛋白为配体，参与形成半桥粒。

6. 紧密连接的分布、结构和功能是怎样的？

人和脊椎动物的紧密连接广泛分布于各种上皮细胞，长度为 50～400nm，如消化道上皮、膀胱上皮、睾丸曲细精管生精上皮细胞的支持细胞基部和腺体的上皮管腔面的顶端侧面区域，相邻细胞之间的质膜紧密结合，没有缝隙。在电镜下可以看到连接区域具有蛋白质形成的焊接线网络，焊接线也称嵴线，封闭了细胞与细胞之间的空隙。

紧密连接的焊接线由跨膜细胞黏附分子构成，主要的跨膜蛋白为密封蛋白和闭合蛋白，另外还有膜的外周蛋白 ZO。

紧密连接的主要功能：①封闭上皮细胞的间隙，形成与外隔绝的封闭带，防止细胞外物质无选择地通过细胞间隙，进入组织，或从组织回流入腔中，保持内环境的稳定，使器官免受异物伤害。②形成上皮细胞质膜的蛋白质与膜脂分子侧向扩散的屏障，维持上皮细胞的极性。通过阻碍细胞顶部和侧底部的膜蛋白相互移动，保证物质转运的方向性。

7. 桥粒连接的分布、组成和功能是怎样的？

桥粒连接广泛分布于承受强拉力的组织中，如皮肤、口腔、食管等处的复层鳞状上皮细胞之间和心肌中。根据分布位置，分为桥粒和半桥粒两种。桥粒是相邻细胞间质膜的胞质侧各有一个由细胞内多种锚蛋白构成的细胞质斑，称桥粒斑。而胞质里的中间纤维伸向桥粒斑，被更细的纤维牢固连接在桥粒斑上，然后折返形成袢环结构。中间纤维的性质因细胞类型而异，如在上皮细胞中为角蛋白丝，在心肌细胞中则为结蛋白丝。桥粒质膜处的跨膜粘连蛋白属于钙黏着蛋白家族，向内与桥粒斑相连，向外与相邻细胞的同种钙黏着蛋白二聚体相连，通过依赖的 Ca^{2+}黏合机制将两个相邻细胞连接在一起。相邻细胞中的中间纤维通过桥粒斑和跨膜钙黏着蛋白同源二聚体，构成贯穿整个组织的网架，增强该组织的抵抗外来张力、压力及撕裂力的能力。半桥粒是上皮细胞与基底膜之间的连接装置，在结构上类似桥粒，穿膜蛋白为整合素而不是钙黏着蛋白，整合素是细胞外基质的受体蛋白；与基底膜中的层粘连蛋白结合，防止上皮组织因外界机械力而剥离。

第十一章 细胞微环境及其与细胞的相互作用

一、学习目标

【掌握】 细胞外基质概念组成和功能意义；氨基聚糖、蛋白聚糖、胶原纤维等的结构特点和功能。基膜的组成及生物学作用。

【熟悉】 弹性纤维的结构特点、分布和功能；层粘连蛋白和纤连蛋白的结构特点和功能。

【了解】 细胞微环境异常与疾病的关系。

二、复习题

（一）名词解释

1. 细胞的微环境（cell microenviroment）

2. 微环境稳态（microenviroment homeostasis）

3. 糖胺聚糖（glycosaminoglycan）

4. 蛋白聚糖（proteoglycan）

5. 胶原（collagen）

6. 原胶原（tropocollagen）

7. 前胶原（procollagen）

8. 胶原病（collagen disease）

9. 弹性蛋白（elastin）

10. 纤连蛋白（fibronectin）

11. 层粘连蛋白（laminin）

12. 基膜（basement membrane）

（二）选择题（单选）

1. 胶原分子由几条 α 多肽链盘绕而成（　　）
A. 1 条　B. 2 条　C. 3 条　D. 4 条　E. 5 条
2. 胶原分子中构成 α 螺旋肽链的三肽重复序列 GLY-X-Y 中 X、Y 常是（　　）
A. 脯氨酸-羟赖氨酸或羟脯氨酸　B. 赖氨酸-脯氨酸　C. 甲硫氨酸-脯氨酸
D. 甲硫氨酸-精氨酸　E. 甘氨酸-天冬氨酸
3. 下列不属于细胞外基质组成成分的是（　　）
A. 纤粘连蛋白　B. 蛋白聚糖　C. 角蛋白　D. 胶原　E. 弹性蛋白
4. 关于弹性蛋白的描述不正确的是（　　）
A. 呈规则的螺旋结构　B. 富含脯氨酸和甘氨酸
C. 使细胞和细胞外基质互相黏着　D. 高度疏水的非糖基化纤维蛋白
E. 约含 750 个氨基酸
5. 动脉中含量最高的细胞外基质是（　　）
A. 层粘连蛋白　B. 胶原　C. 蛋白聚糖　D. 糖胺聚糖　E. 弹性蛋白

（三）填空题

1. 细胞外基质大致可分为________、________和________三类。
2. 各种基膜都含有________、________、________和________四种成分。
3. 根据糖残基的性质、连接方式、硫酸化数量和存在，可把糖胺聚糖分为________、________、________、________、________和________。
4. 纤连蛋白包括________和________两种存在形式。

（四）简答题

1. 糖胺聚糖和蛋白聚糖的功能有哪些？
2. 细胞外基质对细胞生物学行为的影响有哪些？

三、参考答案

（一）名词解释

1. 细胞的微环境：在人体或哺乳动物组织中，细胞的存在和活动都与其所处的周围环境有关，这种环境被称为细胞的微环境。

2. 微环境稳态：细胞微环境总是处于一种动态的平衡状态，细胞微环境稳态是保持正常细胞生命活动的基础。

3. 糖胺聚糖：是由重复的二糖单位构成的直链多糖。

4. 蛋白聚糖：是由糖胺聚糖和核心蛋白共价结合形成的高分子量复合物，是一种含糖量极高的糖蛋白。

5. 胶原：是动物体内高度特化的纤维蛋白家族，是人体内含量最丰富的蛋白质，约占人体蛋白总量的 25%以上，

6. 原胶原：是由 3 条 α 肽链的氨基酸盘绕而成的 3 股螺旋结构，长 300nm，直径 1.5nm。

7. 前胶原：3 条前 α 链的 C 端前肽借二硫键形成链间交联，使 3 条前 α 链对齐排列，并从 C 端向 N 端聚合形成三股螺旋结构，这种带前肽的 3 股螺旋胶原分子称为前胶原。

8. 胶原病：是由于胶原的含量、结构、类型或代谢异常而导致的疾病。

9. 弹性蛋白：是弹性纤维的主要成分，是高度疏水的非糖基化纤维蛋白，约含 750 个氨基酸残基。

10. 纤连蛋白：是细胞外基质中发现最早的非胶原糖蛋白，广泛存在于人和动物组织中，是一类含糖的高分子量非胶原糖蛋白，含糖 4.5%～9.5%，其糖含量因组织不同和分化状态不同而有差异。

11. 层粘连蛋白：是胚胎发育过程中出现最早的细胞外基质成分，同时也是基膜的主要结构组分之一。

12. 基膜：也称基底膜，是细胞外基质的特化结构形式，是细胞外基质特化而成的一种柔软、坚韧的网膜结构，厚 40～120nm，以不同的形式存在于不同的组织结构之中。

（二）选择题（单选）

1. C　2. A　3. C　4. A　5. E

（三）填空题

1. 糖胺聚糖和蛋白聚糖，胶原和弹性蛋白，非胶原糖蛋白

2. Ⅳ型胶原，层粘连蛋白，巢蛋白，渗滤素

3. 透明质酸，硫酸软骨素，硫酸皮肤素，硫酸乙酰肝素，肝素，硫酸角质素

4. 可溶性的纤连蛋白，不溶性的纤连蛋白

（四）简答题

1. 糖胺聚糖和蛋白聚糖的功能有哪些？

（1）使组织具有弹性和抗压性。

（2）对物质转运有选择渗透性。

（3）角膜中蛋白聚糖具有透光性。

（4）糖胺聚糖具有抗凝血作用。

（5）细胞表面的蛋白聚糖具有传递信息的作用。

（6）糖胺聚糖和蛋白聚糖与组织老化有关。

2. 细胞外基质对细胞生物学行为的影响有哪些？

（1）细胞外基质影响细胞的形态结构。

（2）细胞外基质影响细胞的生存与死亡。

（3）细胞外基质调节细胞的增殖。

（4）细胞外基质参与细胞的分化调控。

（5）细胞外基质影响细胞的迁移。

第十二章　细胞信息传递

一、学 习 目 标

【掌握】
（1）信号转导体系的主要成员。
（2）受体、配体、G 蛋白、腺苷酸环化酶、第一信使及第二信使的概念。
（3）受体的基本类型、G 蛋白的类型和 G 蛋白的作用机制。
【熟悉】
（1）第二信使的概念。
（2）cAMP、cGMP 及 IP3、DAG 等第二信使的产生及主要转导途径。
【了解】　信号转导与医学的关系。

二、复　习　题

（一）名词解释

1. 信号转导（signal transduction）

2. 受体（receptor）

3. G 蛋白（G protein）

4. 第一信使（primary messenger）

5. 第二信使（second messenger）

（二）选择题（单选）

1. Ca^{2+}在细胞信号通路中是（　　）
A. 第一信使　　B. 第二信使　　C. 第三信使
D. 胞外信号分子　　E. 效应物
2. 动员细胞内源性 Ca^{2+} 释放的第二信使分子是（　　）
A. cAMP　　B. DAG　　C. cGMP　　D. IP3　　E. NO
3. 细胞通信是通过哪种途径进行的（　　）
A. 间隙连接或胞间连丝　　B. 与质膜相结合的信号分子
C. 分泌化学信号分子　　D. 以上都不是　　E. 以上都是
4. Ras 蛋白由活化态转变为失活态需要（　　）的帮助。
A. 鸟苷酸释放因子（GRF）　　B. 鸟苷酸交换因子（GEF）
C. 生长因子受体结合蛋白 2（GRB2）　　D. 磷脂酶 C-γ（PLCγ）
E. GTP 酶活化蛋白（GAP）
5. PKC 在未被激活时，游离于细胞质中，一旦被激活就成为膜结合蛋白，这种变化依

赖于（　　）

A. 磷脂和 Ca^{2+}　B. DAG 和 Ca^{2+}　C. IP3 和 Ca^{2+}　D. DAG 和磷脂　E. DAG 和 IP3

6. G 蛋白偶联受体的结构特征为跨膜（　　）

A. 8 次　B. 7 次　C. 6 次　D. 5 次　E. 4 次

7. 具有 GTP 酶活性的 G 蛋白是（　　）

A. GS　B. Gi　C. Gα　D. Gβ　E. Gγ

8.下列关于 G 蛋白介导的细胞信号转导描述，哪项是错误的（　　）

A. G 蛋白被激活时，Gα 上的 GDP 被 GTP 所替代

B. Gs 激活后能增加腺苷酸环化酶的活性

C. G 蛋白介导的细胞信号转导中，Ca^{2+}可作为第二信使启动多种细胞反应

D. G 蛋白均由 α、β、γ 三个亚单位组成

E. G 蛋白 α、β、γ 三聚体无活性

9. Gqa 与内皮素受体结合后可激活（　　）

A．磷脂酶 A　B. 磷脂酶 B　C. 磷脂酶 C　D. 磷脂酶 D　E. 磷脂酶 E

10. 肌醇三磷酸促进细胞内质网释出（　　）

A. Na^+　B. K^+　C. Ca^{2+}　D. Fe^{3+}　E. H^+

11. 鸟嘌呤核苷酸交换因子（GEF）的作用是（　　）

A. 抑制 Ras 蛋白　B. 激活 G 蛋白　C. 抑制 G 蛋白　D. 激活 Ras 蛋白

E. 以上都不是

12. cAMP 依赖的蛋白激酶是（　　）

A. 蛋白激酶 A（PKA）　B. 蛋白激酶 G（PKG）

C. 蛋白激酶 C（PKC）　D. 周期蛋白依赖性激酶（CDK）

E. 促分裂原活化的蛋白激酶（MAPK）

13. NO 信号分子进行的信号转导通路中的第二信使分子是（　　）

A. cAMP　B. cGMP　C. IP3　D. DAG　E. Ca^{2+}

14. 在下列蛋白激酶中，受第二信使 DAG 激活的是（　　）

A. PKA　B. PKG　C. PKC　D. 受体酪氨酸激酶　E. MAPK

15. 在 RTK-Ras 蛋白信号通路中，磷酸化的（　　）残基可被细胞内含有 SH_2 结构域的信号蛋白所识别并与之结合

A. Thr　B. Tyr　C. Ser　D. His　E. Cys

16. 二酰甘油与钙协调促进下列何种蛋白激酶活化（　　）

A. PKA　B. PKB　C. PKC　D. PKD　E. PKE

17. Ras 蛋白可激活（　　）

A. PLC　B. PKC　C. DG　D. IP3　E. Raf

18. 胞外信号调节激酶（ERK）促进下列何种因子磷酸化（　　）

A. Ap-1　B.NF-κB　C. 表皮生长因子

D. 血小板源生长因子　E. 血清反应因子

19. 干扰素的信号转导途径系通过（　　）

A. G蛋白介导途径　B. 腺苷酸环化酶途径　C. 鸟氨酸环化酶途径

D. 受体酪氨酸蛋白激酶途径　E. 非受体酪氨酸蛋白激酶途径

20. 不能与热休克蛋白（HSP）结合的受体是（　　）
A. 糖皮质激素受体　B. 甲状腺素受体　C. 盐皮质激素受体
D. 雄激素受体　E. 雌激素受体
21. 有关信号分子与受体的作用，下列说法错误的是（　　）
A. 亲水性信号分子与细胞表面受体结合后，可在细胞内产生第二信使引起细胞的应答
B. 不同的信号分子可与细胞受体结合，产生的生理效应一定是不同的
C. 受体与信号分子空间结构的互补性是二者特异性结合的主要因素
D. 同一种化学信号分子可以与不同的细胞受体结合，但产生的效应可能是不同的
E. 信号分子在细胞中扮演着信号转导开关的角色
22. 不属于细胞表面受体的是（　　）
A. 离子通道偶联受体　B. 酶偶联受体　C. G 蛋白偶联受体
D. 生长因子类受体　E. 核受体
23. 已知离子通道偶联受体是通道蛋白的一种特殊类型，下列哪项说法错误（　　）
A. 这类受体只存在于可兴奋细胞的细胞膜上
B. 这类受体不仅对配体有选择性，而且激活的通道对运输的离子具有特殊的选择性
C. 它完成跨膜信号转导不需要细胞提供能量
D. 激活受体的配体一般是亲水性的化学信号分子
E. 烟碱样乙酰胆碱受体（nAChR）、γ-氨基丁酸受体（GABAR）和甘氨酸受体等都是离子通道偶联受体
24. 有关 cAMP 信号通路，下列说法错误的是（　　）
A. 结合 GTP 的 α 亚基具有活性，而 βγ 亚基复合物没有活性
B. 这一通路的首要效应酶是腺苷酸环化酶，cAMP 可被磷酸二酯酶限制性清除
C. βγ 亚基复合物与游离的 Gs 的 α 亚基结合，可使 Gs 的 α 亚基失活
D. 被激活的蛋白激酶 A 的催化亚基转位进入细胞核，使基因调控蛋白磷酸化
E. 可分为刺激型信号途径和抑制型信号途径
25. 有关 PKC，下列选项错误的是（　　）
A. PKC 激活一条蛋白激酶的级联反应，使基因调控蛋白磷酸化而被激活
B. PKC 存在于质膜上，可被质膜上的 DAG 直接激活
C. PKC 可导致抑制蛋白的磷酸化，使调控蛋白释放并进入细胞核
D. PKC 具有广泛的作用底物，参与众多生理过程，涉及“短期”或“长期”生理效应
E. 脂溶性的 DAG 生成后留存于细胞膜上，在有 Ca^{2+}、磷脂酰丝氨酸存在下，激活 PKC
26. 家族性高胆固醇血症的发生是由于下列哪一种受体发生异常（　　）
A. 胆固醇受体　B. 三酰甘油受体　C. 高密度脂蛋白受体
D. 低密度脂蛋白受体　E. 以上都不对
27. 甲状腺激素抵抗综合征是由于下列哪型甲状腺素受体突变所致（　　）
A. α 型和 β 型　B. α 型和 γ 型　C. α 型　D. β 型　E. γ 型
28. 重症肌无力的发生是由于存在下列何种异常（　　）
A. 乙酰胆碱过少　B. 乙酰胆碱过多　C. 乙酰胆碱受体过多
D. 乙酰胆碱受体过少　E. 抗乙酰胆碱受体抗体存在
29. 心力衰竭患者心肌细胞膜上出现（　　）
A. β_1 肾上腺素受体上调　B. α_1 肾上腺素受体下调

C. β_2肾上腺素受体上调　　D. β_1肾上腺素受体下调
E. β_2肾上腺素受体下调

30. NO 可使细胞内第二信使（　　）
A. cGMP 增加　　B. cGMP 减少　　C. cAMP 增加　　D. cAMP 减少
E. cAMP 及 cGMP 无变化

31. 在 G 蛋白中，α 亚基的活性状态是（　　）
A. 与 GDP 结合，与 βγ 分离　　B. 与 GTP 结合，与 βγ 聚合
C. 与 GTP 结合，与 βγ 分离　　D. 与 GDP 结合，与 βγ 聚合
E. 以上都不是

32. 血管紧张素Ⅱ促进血管平滑肌增殖肥大系通过激活（　　）
A. Gα　　B. Gβ　　C. Gs　　D.Gq　　E. Gi

33. 恶性肿瘤时下列何种蛋白激酶活性异常升高（　　）
A. 丝氨酸蛋白激酶　　B. 苏氨酸蛋白激酶　　C. 蛋白激酶 C
D. 磷脂酰肌醇激酶　　E. 酪氨酸蛋白激酶

34. 霍乱毒素对 G 蛋白的作用是（　　）
A. 增加 Gs 的 GTP 酶活性　　B. 刺激 Gs 生成　　C. 促进 Gs 与受体结合
D. 抑制 Gs 的 GTP 酶活性　　E. 抑制 Gi 与受体结合

35. 垂体腺瘤引起肢端肥大症的信号转导异常是（　　）
A. 生长激素释放激素分泌过多　　B. 生长抑素分泌减少
C. 外周组织对生长激素的敏感性增高　　D. 编码 Gi 的基因突变使 Gi 作用减弱
E. 编码 Gs 的基因突变使 Gs 持续激活

（三）填空题

1. 根据靶细胞上受体存在的部位，可以将受体分为________和________。
2. 细胞内受体包括________和________。
3. 细胞外信号可分为________、________和________。
4. G 蛋白家族成员都是由________、________和________三个不同的亚单位构成的异聚体。
5. 信号转导的过程包括________、________、________和生理生化变化等几个步骤。
6. 膜信号转换通过________与________结合实现。
7. 蛋白质磷酸化与脱磷酸化分别由________和________催化完成。
8. 据胞外结构区的不同，将类受体蛋白激酶分为三类：①________；②________；③________。
9. 生物体在细胞信号转导过程中还受到“分子开关”的调节作用，其中一类是________，另一类是________。
10. 级联反应的一系列反应中，前一反应的产物是后一反应中的________，每次磷酸化修饰就产生一次放大作用。
11. G 蛋白偶联受体含有________个跨膜 α 螺旋区，而受体酪氨酸激酶含有________个跨膜 α 螺旋区。
12. 细胞膜受体可分为离子通道偶联受体、________受体和________受体。
13. 磷脂酰肌醇双信使信号通路的关键反应是生成 IP3 和 DAG，催化这一反应的酶是________。
14. IP3 的全称为 1，4，5-三磷酸肌醇，DAG 和 cAMP 的全称分别为________和________。

15. G 蛋白所参与的细胞信号通路主要包括________和________。

16. 内质网膜上的__________将细胞基质中的 Ca^{2+}泵入内质网腔中，而内质网膜上的________将储存的 Ca^{2+}释放到细胞质基质中。

17. cAMP 信号通路的关键反应是生成 cAMP，催化这一反应的酶是________。

18. 生物体内的化学信号分子一般可以分为两类：________信号分子与________信号分子。

（四）简答题

1. G 蛋白偶联受体共同结构特征有哪些?
2. 胞外信号调节激酶是如何被激活的?
3. 受体异常疾病有哪几种类型?
4. 简述细胞间信号转导的过程。
5. 简述霍乱发生的分子机制。

三、参考答案

（一）名词解释

1. 信号转导：细胞外信号分子通过与细胞膜上或胞内的受体特异性结合，将信号转换后传给相应的胞内系统，使细胞对外界信号做出适当的反应，这一过程称为信号转导。

2. 受体：作为一种具有特定功能的蛋白质，存在于细胞膜上或者细胞核内，能够接受外界信号并将这一信号转化为细胞内的一系列生物化学反应，而对细胞结构或功能产生影响。

3. G 蛋白：全称鸟苷酸结合蛋白。①由 α、β、γ 亚基组成的三聚体；②α 亚基具有 GTP 酶的活性，能结合 GTP 或 GDP；③与 G 蛋白偶联受体结合发挥作用，活化效应蛋白。

4. 第一信使：细胞所接受的信号包括物理信号、化学信号及生物信号，其中最重要的是由细胞分泌的，能够调节机体功能的一大类生物活性物质，它们是细胞间通信的信号，被称为“第一信使”。这类信号分子主要是蛋白质、肽类、固醇类激素、NO 和氨基酸及其衍生物等。

5. 第二信使：细胞内信使是指受体被激活后在细胞内产生的、能介导信号转导的活性物质，又称为第二信使。其中最重要的包括：cAMP、cGMP、DAG、IP3 和 Ca^{2+}。

（二）选择题（单选）

1. B　2. D　3. E　4. E　5. B　6. B　7. C　8. D　9. C　10. C　11. D　12. A　13. B　14. C　15. B　16. C　17. E　18. E　19. E　20. B　21. B　22. E　23. A　24. C　25. B　26. D　27. D　28. E　29. D　30. A　31. C　32. D　33. E　34. D　35. E

（三）填空题

1. 细胞外受体，细胞内受体
2. 细胞质受体，细胞核受体
3. 激素，神经递质，局部化学介质
4. α，β，γ
5. 信号分子与膜受体结合，跨膜信号转换，胞内信号转导网络的信号传递
6. 细胞表面受体，配体
7. 蛋白激酶，蛋白磷酸酶
8. S 受体激酶，富含亮氨酸受体激酶，类表皮生长因子受体激酶
9. 蛋白激酶和蛋白磷酸酶，GTP 结合蛋白
10. 底物或者发动者

11. 7，1

12. G 蛋白偶联，酶偶联

13. 磷脂酶 C（PLC）

14. 二脂酰甘油，环磷酸腺苷

15. cAMP 信号通路（以 cAMP 为第二信使的信号通路），磷脂酰肌醇双信使信号通路（磷脂酰肌醇信号通路）

16. 钙泵，IP3-门控 Ca^{2+}通道

17. 腺苷酸环化酶（AC）

18. 亲水性，亲脂性

（四）简答题

1. G 蛋白偶联受体共同结构特征有哪些？

G 蛋白偶联受体都是由一条多肽链组成，其中带有 7 个跨膜 α 螺旋区；其氨基末端朝向细胞外，有 4 个细胞外区，而羧基末端则朝向细胞内基质，有 4 个细胞内区；在氨基末端有一些糖基化的位点，而在细胞内羧基末端的第三个袢和羧基末端各有一个在蛋白激酶催化下发生磷酸化的位点，这些位点与受体活性调控有关。

2. 胞外信号调节激酶是如何被激活的？

生长因子与其受体结合后，引起 TPK 激活，使细胞内生长因子受体结合蛋白与受体结合，将 Sos 吸引至细胞膜，促进 Ras 结合的 GDP 转变为 GTP，使 Ras 活化，活化的 Ras 激活 Raf，进而激活 MEK，最终导致胞外信号调节激酶（ERK）被激活。

3. 受体异常疾病有哪几种类型？

受体的数量或者结构和功能异常引起的疾病称为受体异常疾病，根据病因不同，可分为三类：①因受体基因突变，致使受体缺乏或结构异常引起遗传性或原发性受体疾病；如非胰岛素依赖性糖尿病是一种常见的遗传性受体疾病。②机体自身产生受体的抗体可导致自身免疫性受体疾病；如重症肌无力患者体内存在抗乙酰胆碱受体的抗体，当其与乙酰胆碱受体结合后，降低了受体与乙酰胆碱的结合能力。③机体自身代谢紊乱引发继发性受体疾病；如肥胖会降低胰岛素受体的功能，引发糖尿病。

4. 简述细胞间信号转导的过程。

细胞内信号转导过程是由前后相连的生物化学反应组成的，即前一个反应的产物可作为下一个反应的底物或者发动者，通过一系列蛋白质与蛋白质的相互作用，信息可从胞内一个信号分子传递到另外一个信号分子，每一个信号分子都能够激起下一个信号分子的产生，直至产生代谢酶被激活、基因表达被启动和细胞骨架产生变化等细胞生理效应。细胞的信号转导是多通路、多环节、多层次和高度复杂的可控过程。生理情况下，细胞对所接受信号做出适当的应答取决于细胞对所接收的多种信号的整合及对信号有效性的调控。

5. 简述霍乱发生的分子机制。

霍乱弧菌分泌霍乱毒素催化 Gsα，Gsα 可与 GTP 结合，但其 GTP 酶活性丧失，不能将 GTP 水解成 GDP，从而使 Gsα 处于不可逆性激活状态，不断刺激 AC 生成 cAMP，导致小肠上皮细胞膜蛋白改变，使大量 Cl^-和水持续进入肠腔，引起严重腹泻和脱水。

第十三章　细胞分裂与细胞周期

一、学习目标

【掌握】　有丝分裂和减数分裂的过程，细胞周期的概念及细胞周期各个时期的特点。

【熟悉】　有丝分裂的机制，周期蛋白和周期蛋白依赖性激酶如何调控细胞周期，细胞周期检测点的概念和功能。

【了解】　雌雄配子的发生，细胞周期与医学关系。

二、复习题

（一）名词解释

1. 细胞分裂（cell division）

2. 收缩环（contractile ring）

3. 有丝分裂器（mitotic apparatus）

4. 无丝分裂（amitosis）

5. 有丝分裂（mitosis）

6. 减数分裂（meiosis）

7. 联会（synapsis）

8. 二价体（bivalent）

9. 四分体（tetrad）

10. 联会复合体（synaptonemal complex，SC）

11. 交叉（chiasma）

12. 交叉端化（chiasma terminalization）

13. 重组结（recombination nodule）

14. 排卵（ovulation）

15. 细胞周期（cell cycle）

16. 细胞周期时间（cell cycle time，Tc）

17. 钙调蛋白（calmodulin）

18. 细胞周期蛋白（cyclin）

19. 促成熟因子（maturation promoting factor，MPF）

20. 周期蛋白依赖性激酶（cyclindependent kinase，CDK）

21. 生长因子（growth factor）

22. 抑素（chalone）

23. 细胞癌基因（cellular oncogene，C-onc）

24. 抑癌基因（antioncogene）

（二）选择题（单选）

1. 实现真核细胞数目增加最主要的分裂方式是（　　）
A. 有丝分裂和减数分裂　B. 减数分裂　C. 有丝分裂　D. 无丝分裂
E. 减数分裂和无丝分裂

2. DNA 复制发生在细胞周期的下列哪个时期（　　）
A. G_2 期　B. 后期　C. G_1 期　D.中期　E. S 期

3. 细胞的分裂间期可划分为（　　）
A. 前期、中期、后期、末期　B. G_1 期、S 期、M 期
C. G_1 期、S 期、G_2 期　D. G_1 期、G_2 期　E. G_1 期、G_2 期、M 期

4. 细胞质和细胞核均等分裂分别发生在（　　）
A. 中期、末期　B. 后期、末期　C. 间期、前期　D. 前期、中期
E. 末期、后期

5. 减数分裂中，姐妹染色单体分离发生在（　　）
A. 中期Ⅰ　B. 后期Ⅱ　C. 间期　D. 前期Ⅱ　E. 末期Ⅰ

6. 减数分裂中，同源染色体分离发生在（　　）
A. 中期Ⅰ　B. 后期Ⅱ　C. 间期　D. 前期Ⅱ　E. 后期Ⅰ

7. 参与细胞质分裂的结构是（　　）
A. 收缩环　B. 中心体　C. 着丝粒　D. 星体微管　E. 极体微管

8. 收缩环的主要结构成分是（　　）
A. 肌动蛋白和肌球蛋白　B. 肌动蛋白和微管蛋白
C. 肌球蛋白和微管蛋白　D. 微管蛋白和中间纤维蛋白
E. 肌动蛋白和中间纤维蛋白

9. 与纺锤丝的组装有关的细胞器是（　　）
A. 核糖体　B. 内质网　C. 中心粒　D. 线粒体　E. 溶酶体

10. 同源染色体配对发生在下列哪个时期（　　）
A. 有丝分裂前期　B. 减数分裂前期Ⅰ　C. 减数分裂中期Ⅰ
D. 有丝分裂中期　E. 减数分裂前期Ⅱ

11. 同源染色体交换和重组发生在减数分裂的（　　）
A. 终变期　B. 双线期　C. 粗线期　D. 偶线期　E. 细线期

12. 联会复合体形成于减数分裂的哪个时期（　　）
A. 细线期　B. 偶线期　C. 粗线期　D. 双线期　E. 终变期

13. 在细胞周期中，最适合染色体数目、结构等细胞遗传学研究的时期是（　　）
A. G_1 期　B. 中期　C. 前期　D. G_2 期　E. S 期

14. 有丝分裂后期牵引染色体向两极移动的微管是（　　）
A. 极间微管　B. 着丝粒微管　C. 星体微管　D. 动粒微管　E. 以上都不是

15. 决定细胞周期时间长短的关键时期是（　　）
A. G_0 期　B. M 期　C. G_2 期　D. S 期　E. G_1 期

16.有丝分裂过程中，核膜破裂的机制是由于核纤层蛋白（　　）
A. 大量降解　B. 大量合成　C. 去磷酸化　D. 磷酸化　E. 以上都不是

17. 有丝分裂过程中，核膜重建的机制是由于核纤层蛋白（　　）

A. 大量降解 B. 大量合成 C. 去磷酸化 D. 磷酸化 E. 以上都不是

18. 下列细胞中，长期停留在 G_0 期的细胞是（ ）

A. 肝细胞 B. 阴道上皮细胞 C. 心肌细胞 D. 造血干细胞

E. 表皮细胞

19. 染色体数目减半发生在减数分裂的哪个时期（ ）

A. 中期 B. 后期Ⅱ C. 前期Ⅰ D. 后期Ⅰ E. 中期Ⅰ

20. 下列属终末分化细胞的是（ ）

A. 骨髓细胞 B. 淋巴细胞 C. 神经细胞 D. 肝细胞

E. 表皮基底层细胞

21. 染色体凝集、核仁解体和核膜消失是下列哪个时期的主要特点（ ）

A. 前期 B. 间期 C. 末期 D. 后期 E. 中期

22. 中心粒的复制开始于下列哪个时期（ ）

A. G_0 期 B. M 期 C. G_2 期 D. S 期 E. G_1 期

23. 同源染色体完全配对后形成的复合结构称为（ ）

A. 二分体 B. 三分体 C. 二价体 D. 单价体 E. 四价体

24. 第一次减数分裂前期可分为五个不同阶段，其顺序为（ ）

A. 细线期、偶线期、粗线期、终变期、双线期

B. 终变期、细线期、偶线期、粗线期、双线期

C. 细线期、偶线期、双线期、粗线期、终变期

D. 偶线期、细线期、粗线期、双线期、终变期

E. 细线期、偶线期、粗线期、双线期、终变期

25. 使细胞通过 G_1 / S 限制点向 S 期转换的细胞周期蛋白和 CDK 为（ ）

A. cyclinB、CDK1 B. cyclinA、CDK2 C. cyclinE、CDK2

D. cyclinD、CDK4 E. 都不是

26. MPF（CDK1 和 cyclinB）调控细胞周期中（ ）

A. G_2 期向 M 期转换 B. G_1 期向 M 期转换 C. G_1 期向 S 期转换

D. G_1 期向 G_2 期转换 E. S 期向 G_2 期转换

27. 依赖磷酸化和 cyclin 双重激活的蛋白质分子是（ ）

A. CDK B. cyclin C. CKI D. MPF E. 以上都不是

28. 细胞周期蛋白（cyclin）的功能是（ ）

A. 与周期蛋白依赖性激酶结合调节其激酶活性

B. 独自调控细胞周期运行

C. 对激酶起负调控作用

D. 阻断、延迟细胞周期运行

E. 调控 DNA 复制、染色体分离等重要事件

29. 监控 DNA 复制，决定细胞是否进入 M 期的检测点是（ ）

A. 纺锤体组装检测点 B. 未复制 DNA 检测点 C. 染色体分离检测点

D. DNA 损伤检测点 E. 以上都不是

30. 对于 M 期的肿瘤细胞，可利用（ ）治疗，可使微管解聚，由此破坏纺锤体的形成

A. 秋水仙碱 B. 博来霉素 C. 放射线 D. 三尖杉酯碱 E. 植物凝集素

（三）填空题

1. 常见的分裂方式有________、________和________。

2. 有丝分裂连续的动态过程可被分为__________、__________、________、________、________和________。

3. 减数分裂是________个体形成________的一种特殊的________方式。主要特点是DNA________，细胞________，最终形成________子细胞。子细胞的染色体数________。

4. 第一次减数分裂前期可分为________、________、________、________和________五个不同阶段。

5. 精子的发生包括________、________、________和________四个过程，减数分裂在________进行。

6. 根据细胞分裂行为，可将真核生物细胞分为________、________和________三类。

7. 细胞周期可分为__________和__________两个阶段，其中间期又可分为________、________和________。

8. 细胞周期调控系统由________、________和________组成。

9. 细胞周期蛋白依赖性激酶受到________和________双重作用激活。

10. 细胞周期监测点包括________、________、________和________。

（四）简答题

1. 有丝分裂各时期有何特点。

2. 简述减数分裂的生物学意义。

3. 减数分裂与有丝分裂有何异同。

4. 细胞周期受何种机制调控？举例说明。

三、参 考 答 案

（一）名词解释

1. 细胞分裂：是指由一个亲代细胞形成两个子代细胞的过程。

2. 收缩环：细胞分裂后期，在细胞中部的质膜下方由肌动蛋白和肌球蛋白装配成的微丝束形成的环状结构。

3. 有丝分裂器：是指在分裂期中由染色体及纺锤体等细胞分裂因素构成暂时性细胞器的总称。

4. 无丝分裂：是低等生物普遍存在的分裂方式，细胞核本身不解体，没有染色体和纺锤体的出现，核被拉长成肾形或哑铃形，细胞在中央变细、断开后直接缢缩成两个独立的细胞。

5. 有丝分裂：是实现真核细胞数目增加的一种最主要的分裂方式。在分裂过程中，细胞通过形成有丝分裂器，产生两个含有相同全套染色体的子代细胞。

6. 减数分裂：一种特殊的有丝分裂，发生在有性生殖细胞发育成熟的过程中。

7. 联会：分别来自父方和母方的形态大小相同的同源染色体两两配对。

8. 二价体：同源染色体完全配对后形成的复合结构。

9. 四分体：同源染色体完全配对后形成的复合结构，因其共有四条染色单体，故被称为四分体。

10. 联会复合体：联会的两条同源染色体之间，沿其纵轴方向形成进化上高度保守的复合结构。

11. 交叉：配对的同源染色体的非姐妹染色单体之间的某些部位上可见一些接触点，称为交叉。

12. 交叉端化：随着双线期的进行，交叉点远离着丝粒向染色体臂的末端推移。

13. 重组结：当联会完成后，在联会复合体中央出现一些富含蛋白质及酶的椭圆形、球形或棒状结构。

14. 排卵：是指突出于卵巢表面的成熟卵泡发生破裂，包含有卵丘细胞的次级卵母细胞随卵泡液排出的过程。

15. 细胞周期：连续分裂的细胞从上一次细胞分裂结束开始到这一次细胞分裂结束为止所经历的过程。

16. 细胞周期时间：整个细胞周期所经历的时间。

17. 钙调蛋白：真核细胞内 Ca^{2+}的重要受体，可调节细胞内的多种代谢过程及 Ca^{2+}的水平，是细胞代谢调节的综合剂。

18. 细胞周期蛋白：是真核细胞的一类蛋白质，随细胞进程周期性的出现与消失，含有一段约 100 个氨基酸的保守序列，成为周期蛋白框，介导与 CDK 结合。

19. 促成熟因子：在促进 G_2 期向 M 期转换的过程中起着关键作用，是促进 M 期启动的调控因子，是 cyclinB-CDK1 复合物。

20. 周期蛋白依赖性激酶：一类必须与细胞周期蛋白结合才具有激酶活性的蛋白激酶，可将多种与细胞周期相关的蛋白磷酸化，在细胞调控中起关键作用。

21. 生长因子：由细胞的自分泌或旁分泌产生的一类可与细胞膜上特异受体结合，起调节细胞周期作用的多肽类物质。

22. 抑素：是一种由细胞自身产生并分泌的、对细胞周期进程有抑制作用的糖蛋白。

23. 细胞癌基因：又称原癌基因（proto-oncogene），是脊椎动物正常细胞中与病毒癌基因相似的同源 DNA 序列。

24. 抑癌基因：又称为肿瘤抑制基因（tumor suppressor gene），为正常细胞所具有的、能抑制细胞恶性增殖的一类基因。

（二）选择题（单选）

1. C 2. E 3. C 4. E 5. B 6 .E 7. A 8. A 9. C 10. B 11. C 12. B 13. B
14. D 15. E 16. D 17. C 18. A 19. D 20. C 21. A 22. E 23. C 24. D 25.C
26. A 27. A 28. A 29. B 30. A

（三）填空题

1. 有丝分裂，无丝分裂，减数分裂
2. 前期，前中期，中期，后期，末期，胞质分裂期
3. 有性生殖，配子，有丝分裂，复制 1 次，分裂 2 次，4 个，减半
4. 细线期，偶线期，粗线期，双线期，终变期
5. 增殖期，生长期，成熟期，变形期，成熟期
6. 持续分裂细胞，终末分化细胞，暂不增殖细胞
7. 间期，分离期，G_1，S，G_2
8. 周期蛋白，周期蛋白依赖性激酶，CDK 抑制因子
9. 周期蛋白，磷酸化

10. 未复制 DNA 检测点，纺锤体组装检测点，染色体分离检测点，DNA 损伤检测点

（四）简答题

1. 有丝分裂各时期有何特点。

（1）前期：复制的染色质凝聚，核膜和核仁消失，纺锤体最终形成，染色体向赤道面运动。

（2）中期：染色体达到最大程度的凝聚，染色体较规律地排列在细胞中央的赤道面上，中间宽、两端尖的纺锤体结构完全形成。

（3）后期：着丝粒纵裂一分为二，两条姐妹染色单体分离，并向细胞的两极移动。

（4）末期：两套子染色体平分到细胞两极，解旋为染色质；核膜、核仁重现，纺锤体消失。

（5）胞质分裂：将细胞膜、细胞骨架、细胞器和可溶性蛋白质等均等地分配到两个子细胞。

2. 简述减数分裂的生物学意义。

（1）减数分裂保证了生殖细胞的单倍化，通过受精作用恢复为二倍体，是有性生殖生物在世代交替中染色体数目恒定的保障。

（2）通过减数分裂，细胞发生了两种方式的遗传重组：一种是非同源染色体自由组合，另一种是同源染色体非姐妹染色单体的交换，为生物体变异提供了基础。增加了生物多样性，为生物遗传和进化提供了重要保证。

3. 减数分裂与有丝分裂有何异同。

	有丝分裂	减数分裂
细胞类型	所有体细胞	生殖细胞发生的成熟期
DNA 复制	DNA 复制一次	DNA 复制一次
细胞分裂	一次均等的细胞分裂	两次连续的细胞分裂，即一次减数分裂和一次均等分裂
染色体行为	每条染色体独立行动，姐妹染色单体分离	同源染色体联会并分离，非姐妹染色单体进行交叉互换，非同源染色体随机组合使遗传物质重组
子细胞	一个母细胞形成两个子细胞	一个母细胞形成四个子细胞
子细胞中的遗传物质	染色体组成与母细胞相同，数目保持不变，仍为 2n	染色体组成不同、数目减半，变为 n
分裂时间	一般 1～2 小时	数十小时、数年或数十年不等

4. 细胞周期受何种机制调控？举例说明。

细胞周期主要是由细胞周期调控系统进行控制的，细胞周期调控系统由周期蛋白（cyclin）、周期蛋白依赖性激酶（cyclin-dependent kinase，CDK）和 CDK 抑制因子（CDK inhibitor protein，CKI）组成。CDK 受到 cyclin 和磷酸化的双重激活，从而调控细胞周期。例如，G_2/M 期转换中，cyclinB–CDK1 复合物起着关键作用，该复合物又被称为促成熟因子（maturation promoting factor，MPF）。在 G_2 晚期，cyclinB 表达达到峰值，CDK1 在与其结合后，原处于磷酸化的 Tyr15 和 Thr14 位点，经 Cdc25 蛋白作用发生去磷酸化，而 Thr161 位点则保持其磷酸化状态，CDK1 活性由此被激活。MPF 活性增高，促进了 G_2 期向 M 期的转换。如果 cyclinB 与 CDK1 分离并解体，CDK1 的 Tyr15 和 Thr14 氨基酸残基又发生磷酸化，将致使 MPF 激酶活性失活，由此可促进细胞从 M 期向 G_1 期转化。

第十四章　生殖细胞与受精（略）

未列入教学计划，复习题略。

第十五章 细 胞 分 化

一、学 习 目 标

【掌握】 细胞分化的概念、特点、分子机制、影响因素。
【熟悉】 细胞全能性和细胞决定的概念。
【了解】 细胞分化与癌发生的关系。

二、复 习 题

（一）名词解释

1. 细胞分化（cell differentiation）

2. 去分化（dedifferentiation）

3. 转分化（transdifferentiation）

4. 奢侈基因（luxury gene）

5. 管家基因（house-keeping gene）

6. 胚胎诱导（embryonic induction）

7. 侧抑制（lateral inhibition）

8. 细胞决定（cell determination）

（二）选择题（单选）

1. 细胞分化最主要的原因是（　　）
A. 染色体的选择性丢失　B. 核遗传物质的选择性丢失　C. 基因重排
D. 基因扩增　E. 不同奢侈基因的选择性表达
2. 细胞分化发生于细胞周期的哪个时相（　　）

A. G_1　　B. S　　C. G_2　　D. M　　E. G_0

3. 关于细胞分化的概念叙述错误的是（　　）

A. 细胞分化使机体不同细胞之间产生稳定性的差异

B. 细胞分化是特定基因正常的、严格有序的表达过程

C. 细胞分化的重要标志是细胞内开始合成新的特异性的蛋白质

D. 细胞分化是细胞由非专一状态向形态和功能专一状态的转变

E. 细胞分化是细胞原有的高度可塑性潜能逐渐增加的过程

4. 细胞的分化方向在（　　）被决定

A. 受精卵　　B.细胞时期　　C. 卵裂期　　D. 原肠胚期

E. 内、中、外胚层形成后

5. 全能性最高的细胞是（　　）

A. 原始生殖细胞　　B. 卵母细胞　　C. 精子　　D. 受精卵

E. 内细胞群细胞

6. 在个体发育中细胞类型的变化是（　　）

A. 单能细胞→多能细胞→全能细胞　　B. 全能细胞→多能细胞→单能细胞

C. 多能细胞→单能细胞→全能细胞　　D. 全能细胞→单能细胞→多能细胞

E. 多能细胞→全能细胞→单能细胞

7. 离体的水母横纹肌细胞经能降解细胞外基质的酶处理培养后，可形成神经元，这是（　　）的典型例子

A. 细胞转化　　B. 细胞分化　　C. 细胞决定

D. 转决定　　E. 转分化

8. 多细胞生物的细胞分化存在于整个生活史中，但最重要的细胞分化期是（　　）

A. 胚胎期　　B. 新生儿期　　C. 幼儿期

D. 童年期　　E. 青春发育期

9. 细胞分化的调控最主要发生在（　　）

A. 转录前　　B. 转录水平　　C. 翻译阶段　　D. 剪接阶段　　E. 翻译后

10. 从分子水平看，细胞分化的实质是（　　）

A. 特异性蛋白质的合成　　B. 基本蛋白质的合成　　C. 结构蛋白质的合成

D. 酶蛋白质的合成　　E. 以上均是

11. 细胞分化中，具有相同基因组成的细胞会表现出不同的性状，这是因为（　　）

A. 全部基因有序地表达　　B. 全部基因无序地表达　　C. 基因选择性表达

D. 基因随机表达　　E. 全部基因同时表达

12. 在远距离细胞之间的分化调节中起作用的是（　　）

A. 细胞诱导　　B. 细胞抑制　　C. 胚胎诱导

D. 激素　　E. 细胞黏附因子

13. 下列关于细胞分化与癌变关系，哪种说法不正确（　　）

A. 癌细胞是细胞在已分化的基础上更进一步的分化

B. 癌细胞可以诱导分化为正常细胞

C. 癌变是抑癌基因的表达减弱的结果

D. 癌变是细胞恶性分化的结果

E. 癌细胞是分化不成熟且具有恶性增殖特性的细胞

14. 细胞分化一般是（　　）

A. 可逆的　B. 不可逆的　C. 间断进行性的

D. 有条件性的　E. 有时可逆，有时不可逆

15. 下列属于管家基因的是（　　）

A. 血红蛋白基因　B. 肌动蛋白基因　C. 组蛋白基因

D. 卵清蛋白基因　E. 胰岛素基因

16. 在研究果蝇触角足复合体图谱中，发现了许多不同基因都含有一段 180bp DNA 序列，高度保守，具有相同的开放读码框架，称为（　　）

A. 分化主导基因　B. 同源异形框基因　D. 印记基因

D. 母体效应基因　E. 特定选择基因

17. 下列关于非编码 RNA 及其与细胞分化关系的叙述，错误的是（　　）

A. 起基因表达调控作用的非编码 RNA 主要包括小 RNA 和 lncRNA

B. miRNA 的长度约 22nt，其表达也呈时空性

C. 仅在转录后水平调控细胞的分化

D. lncRNA 的长度超过 200nt，也可作为小 RNA 的前体被转录

E. lncRNA 在 Hox：基因的表达中发挥重要调控作用

18. 低等动物（蝾螈）能再生缺损器官的本质是（　　）

A. 缺损器官处的成体细胞能够去分化为未分化细胞

B. 缺损器官处的成体细胞能够转分化

C. 缺损器官处的成体细胞不形成创面，由周围细胞继续发育完成

D. 如同皮肤的损伤愈合一样

E. 细胞分裂产生与自己相似的细胞

19. 癌细胞通常由正常的细胞转化而来，与原来的细胞相比，癌细胞（　　）

A. 分化程度高　B. 分化程度低　C. 分化程度差不多

D. 成了干细胞　E. 终末分化细胞

（三）填空题

1. 细胞分化具有________、________和________的特点。

2. 细胞分化是基因________的结果，细胞分化的关键是________。

3. 按分化潜能的大小，可将干细胞分为三类，即________、________和________。

4. 只有在特定的分化细胞中表达的基因是________，在各类细胞中都可以表达的基因是________。

5. 细胞分化的本质是________。

6. 一般情况下，在整个发育过程中，细胞分化潜能逐渐受到限制而变窄，即由______细胞转化为________、________和________细胞。

7. 影响细胞分化的因素有________、________和________。

（四）简答题

1. 什么是细胞分化？细胞分化有何特点？

2. 哪些因素会影响细胞分化？

3. 简述细胞分化的分子基础。

三、参考答案

（一）名词解释

1. 细胞分化：在个体的发育过程中，由单个受精卵产生的细胞在形态结构、生化组成及生理功能等方面形成明显稳定性差异的过程。

2. 去分化：细胞分化一般是不可逆的，但在某些特定条件下分化细胞能回到未分化状态的过程。

3. 转分化：高度分化的动物细胞有时能从一种分化状态转变为另一种分化状态，这种现象称为转分化。

4. 奢侈基因：是编码特定类型细胞中执行特定功能蛋白质的基因。

5. 管家基因：是编码维持细胞存活和生长所必需蛋白质的基因。

6. 胚胎诱导：在胚胎发育过程中细胞影响其邻近细胞并决定其分化方向的现象。

7. 侧抑制：指细胞在向某个特定方向分化的同时，发出另一个信号去抑制邻近细胞分化的作用。

8. 细胞决定：个体发育过程中，细胞在发生可识别的分化特征之前就已经确定了未来的发育命运，只能向特定方向分化的状态，称之为细胞决定。

（二）选择题（单选）

1. E 2. A 3. E 4. D 5. D 6. B 7. E 8. A 9. B 10. A 11. C 12. D 13. A 14. B 15. C 16. B 17. C 18. A 19. B

（三）填空题

1. 可塑性，时空性，稳定性
2. 选择性表达，奢侈基因的差异表达
3. 全能干细胞，多能干细胞，单能干细胞
4. 奢侈基因，管家基因
5. 基因调控
6. 全能性，多能，单能，终末分化
7. 细胞间的相互作用，激素，环境因素

（四）简答题

1. 什么是细胞分化？细胞分化有何特点？

个体发育过程中，由单个受精卵产生的细胞在形态特征、生化组成及生理功能等方面呈明显稳定差异的过程称为细胞分化。细胞分化具有高度的稳定性，可塑性和时空性等特点。

2. 哪些因素会影响细胞分化？

（1）细胞间相互作用对细胞分化的影响：个体发育过程中存在胚胎诱导，就是在胚胎发育过程中，一部分细胞对邻近细胞产生影响并决定其分化方向的现象，通过诱导组织释放各种旁分泌因子来实现。个体发育中，胚胎诱导有严格区域特异性和发育时空限制。此外抑制效应也影响着细胞分化，在胚胎发育中已分化的细胞，抑制相邻细胞进行相同分化而产生负反馈调节作用，也称为侧抑制。通过已分化的细胞产生分泌抑制素，抑制邻近细胞向其相同方向分化。正是因为有诱导分化和抑制分化两种调节机制的存在，胚胎发育才

能有序进行，使发育的器官相区别避免重复。

（2）激素对细胞分化的调节作用：激素是远距离细胞间相互作用的分化调节因子，经由血液循环输送，按预先决定的分化程序进行，是个体发育晚期的细胞分化调控方式。激素可分为甾类激素和多肽类激素两大类。类固醇激素如雌激素等，均为脂溶性、分子量小，可穿过靶细胞膜进入细胞质，结合细胞质中特异受体，形成受体-激素复合物，并入核调控特异基因的转录。肽类激素如促甲状腺激素、肾上腺素、生长素、胰岛素等，水溶性大，分子量大，因此不能直接穿膜，需要通过结合靶细胞膜上的受体，经过细胞内信号转导将信号传递入核影响 DNA 的转录，实现对细胞分化与发育的调控。例如，动物发育过程中的变态效应，昆虫变态发育受蜕皮激素的影响，两栖类动物的变态发育受甲状腺激素的影响。人和哺乳类乳腺发育是青春期雌激素作用下调控的细胞分化，也是再发育的过程。

（3）环境因素对细胞分化的影响：细胞分化的方向会受到环境因素影响，物理、化学和生物的因素均可影响分化和发育。如两栖类动物受精卵受重力影响而决定其背-腹轴；一些低等脊椎动物，性别决定与分化受环境因素的影响较大，如温度。很多环境因素也会干扰人类的正常发育，例如，孕期感染风疹病毒易导致胎儿心脏发育畸形、先天性白内障等。

3. 简述细胞分化的分子基础。

基因的选择性表达的转录水平调控是细胞分化的分子基础。细胞分化过程中一般并不伴有基因组的改变，而是基因通过选择性表达来实现的。多细胞生物个体发育与细胞分化过程中，其基因组 DNA 并不全部表达，而呈现选择性表达，它们按照一定的时空顺序，在不同细胞和同一细胞的不同发育阶段发生差异表达。细胞分化的本质：基因的选择性表达，一些基因处于活跃状态，同时另一些基因被抑制而不活化。因此将编码组织细胞特异性蛋白质的基因称为奢侈基因，这些基因编码的蛋白质称为奢侈蛋白，仅存在于特定的分化细胞中，赋予分化细胞不同特征的特异性蛋白。如红细胞中的血红蛋白，皮肤表皮细胞中的角蛋白，肌细胞中的肌动蛋白和肌球蛋白。此外，个体发育过程中，同一基因产物在不同组织细胞中表达量不同，基因表达具有空间特异性。不同组织细胞不仅表达基因数量不一样，基因表达的强度和种类也不同，这是基因表达的组织特异性。个体发育或细胞分化期间被激活的基因通常有复杂的调控区，受多种转录因子作用并受转录因子调节蛋白的制约。

第十六章　细胞衰老与细胞死亡

一、学 习 目 标

【掌握】　细胞衰老与死亡的概念及生物学变化，细胞死亡的种类、特征及生物学意义。
【熟悉】　细胞凋亡和坏死的区别，自噬的概念和生物学意义。
【了解】　细胞衰老与凋亡的机制及与医学的关系。

二、复　习　题

（一）名词解释

1. 细胞衰老（cell aging）

2. 细胞凋亡（apoptosis）

3. 细胞坏死（necrosis）

4. 凋亡小体（apoptotic body）

5. 自由基（free radical）

6. 海弗利克极限（Hayflick limit）

7. 端粒钟学说（telomere clock）

8. 细胞自噬（autophagy）

（二）选择题（单选）

1. 哪个不属于细胞衰老的特征（　　）
A. 核仁缩小　B. 胆固醇含量降低　C. 线粒体嵴减少
D. 脂褐素积累　E. 内质网排列无序
2. 下列哪一种不是细胞凋亡的特征（　　）
A. 核 DNA 在核小体连接处断裂成核小体片段
B. 核纤层断裂消失
C. 细胞通过出芽、起泡等方式形成一些球形的突起
D. 细胞破裂，内容物释放
E. 线粒体肿胀
3. 自由基可以使膜上的（　　）氧化
A. 饱和脂肪酸　B. 不饱和脂肪酸　C. 水
D. 胆固醇　E. 葡萄糖

4. 细胞凋亡的一个重要特点是（　　）

A. DNA 随机断裂　　B. DNA 发生核小体间的断裂

C. 70S 核糖体的 rRNA 断裂　　D. 80S 核糖体的 rRNA 断裂

E. 线粒体膜通透性下降

5. 下列哪项不属细胞衰老的特征（　　）

A. 原生质减少，细胞形状改变　　B. 细胞膜磷脂含量下降，胆固醇含量上升

C. 脂褐素减少，细胞代谢能力下降　　D. 核明显变化为核固缩，常染色体减少

E. 线粒体数目减少

6. 对于体外培养的人体细胞，决定其衰老的主要因素是（　　）

A. 细胞器　　B. 细胞核　　C. 细胞质　　D. 细胞膜　　E. 胞质成分

7. 细胞凋亡指的是（　　）

A. 机体细胞程序性死亡　　B. 细胞因衰老而导致的死亡

C. 细胞因损伤而导致的死亡　　D. 细胞因病毒感染而死亡

E. 细胞因细菌毒素而导致的死亡

8. 细胞的分化、衰老和凋亡是普遍存在的生命现象。下列有关叙述正确的是（　　）

A. 人体各种组织细胞的衰老是同步进行的

B. 人体早期胚胎的尾部细胞随着发育逐渐凋亡

C. 癌变是细胞高度分化的结果

D. 皮肤上的“老年斑”是细胞凋亡的产物

E. 以上均正确

9. 下列哪个学说与细胞衰老无关（　　）

A. 自由基学说　　B. 端粒钟学说　　C. 克隆选择学说

D. 遗传决定学说　　E. 代谢废物累积学说

10. 有关胱天蛋白酶，以下哪项不正确（　　）

A. 一种存在于胞质溶胶中的结构上相关的半胱氨酸蛋白酶

B. 特异地断开天冬氨酸残基后的肽键

C. 切割天冬氨酸残基后的肽键使某些蛋白活化或失活

D. 一般情况下，以非活性的酶原状态存在

E. 激活时，形成活性八聚体

11. 下列哪个分子常被作为自噬发生的分子标记（　　）

A. LC3-II　　B. El　　C. E2　　D. hsc70　　E. p16

12. 关于细胞凋亡和细胞坏死的叙述，错误的是（　　）

A. 细胞凋亡是生理性的，细胞坏死是病理性的

B. 细胞凋亡是主动的，细胞坏死是被动的

C. 细胞凋亡无潜伏期，细胞坏死有潜伏期

D. 细胞凋亡是受基因控制的，细胞坏死是外界因素引起的

E. 细胞凋亡电泳图谱为梯状，细胞坏死电泳图谱成涂抹状，不清晰

（三）填空题

1. 细胞死亡包括________和________两种形式。

2. 细胞凋亡的信号通路包括________和________。

3. 伴随着细胞衰老，大多数蛋白质合成速率________，某些与控制细胞衰老直接相关

的蛋白质合成却________。

4. 在透射电子显微镜下可见衰老细胞形态变圆、细胞质皱缩、细胞核核膜常形成________，染色体________。

5. 细胞凋亡的主要生化特征是________。

6. 鉴定细胞凋亡的最可靠方法是________。

7. 细胞凋亡调控基因可分为两类，一类是________；另一类是________。

8. 在细胞凋亡过程中，________构成一系列级联反应，使靶蛋白活化或失活而介导各种凋亡事件。

（四）简答题

1. 什么是细胞衰老？细胞衰老有何特征？
2. 细胞凋亡和细胞坏死有何区别？
3. 举例说明细胞衰老的机制有哪些。
4. 什么是细胞凋亡，细胞凋亡的形态学特征有哪些？
5. 线粒体在细胞凋亡中扮演什么角色，有哪些作用？

三、参考答案

（一）名词解释

1. 细胞衰老：是指细胞增殖能力和生理功能逐渐发生衰退的变化过程。

2. 细胞凋亡：细胞凋亡是在特定信号诱导下，细胞内的死亡级联反应被触发所致的生理或病理性的主动死亡过程。

3. 细胞坏死：外来致病因素作用下使得细胞正常代谢活动被强行中断而引起“意外”的、被动性死亡的过程，只见于病理情况下。

4. 凋亡小体：在细胞凋亡过程中，细胞膜反折并包裹断裂的染色质片段或细胞器等而形成的结构。

5. 自由基：在原子核外层轨道上具有不成对电子的分子或原子团的总称。

6. 海弗利克极限：1961 年，Hayflick 和 Moorhead 研究报道，体外培养的细胞在传到一定的代数时细胞就逐渐解体并死亡，表明细胞的增殖能力不是无限的，而是有一定的寿命，这就是海弗利克极限。

7. 端粒钟学说：随着细胞不断增殖和分裂，细胞染色体末端的端粒会逐渐缩短，当缩短到一定程度时，细胞增殖停滞，细胞发生衰老。

8. 细胞自噬：细胞的自我消化，是细胞质内大分子物质和细胞器，在膜包囊泡中大量降解的生物学过程。自噬有利于细胞结构的再循环，与生物体的发育和分化相关，是细胞的一种自救行为。

（二）选择题（单选）

1. B　2. D　3. B　4. B　5. C　6. B　7. A　8.B　9. C　10. E　11. E　12. C

（三）填空题

1. 细胞凋亡，细胞坏死
2. 外源性死亡受体途径，内源性线粒体途径
3. 下降，增多

4. 内褶，固缩
5. DNA 发生核小体间断裂
6. DNA 梯状条带
7. 促凋亡基因，抗凋亡基因
8. 胱天蛋白酶

（四）简答题

1. 什么是细胞衰老？细胞衰老有何特征？

细胞衰老是指细胞增殖能力和生理功能逐渐发生衰退的变化过程。衰老特征包括：

（1）细胞形态结构的改变

1）细胞体积缩小及形态异常。

2）细胞内色素或蜡样物质沉积。

3）细胞器的改变：线粒体数量减少，体积肿胀增大，形态异常，嵴退化变小；高尔基体数目增多，扁平囊出现肿胀破裂，被许多大、小囊泡包围；溶酶体数量与体积增加，但消化功能减退；糙面内质网数目减少，散乱排列于核周细胞质中，光面内质网呈空泡状；细胞核核质比例变小，常染色质减少等。

4）膜化学成分及功能的改变：细胞膜磷脂分子含量下降、胆固醇与磷脂的比值上升、磷脂中不饱和脂肪酸的含量及卵磷脂与鞘磷脂的比值则下降，导致细胞膜处于凝胶相或固相。

（2）细胞代谢功能的改变

1）DNA：DNA 复制和转录被抑制。

2）RNA：mRNA 和 tRNA 含量降低。

3）酶分子：含量减少、功能降低、活性中心被氧化。

4）脂类：不饱和脂肪酸被氧化，引起膜脂间或与脂蛋白间交联，膜的流动性降低。

2. 细胞凋亡和细胞坏死有何区别？

	细胞凋亡	细胞坏死
与基因的关系	受基因控制	不受基因控制
细胞膜变化	内陷	破裂
形态变化	细胞变圆，与周围细胞脱离	细胞外形不规则变化
影响因素	温和的刺激或药物引起	电、热、冷、机械伤害性刺激
对机体的影响	对机体有利	对机体有害

3. 举例说明细胞衰老的机制有哪些。

细胞衰老机制主要有遗传决定学说，自由基学说，端粒钟学说，以及细胞代谢废物累积学说。

（1）遗传决定学说认为衰老是遗传的基因组推动和决定的，控制着生长发育和衰老的基因，都在特定时期有序地开启和关闭基因的表达。在细胞衰老时，衰老基因的表达水平显著高于年轻细胞，可使永生化的细胞逆转而衰老，衰老基因丢失可使细胞不死，如 p16 基因。体内也存在抗衰老基因，有些是翻译过程的延伸因子，有的是 DNA 解旋酶，有的参与清除体内胆固醇等。

（2）自由基学说认为活性氧基团导致细胞发生损伤而衰老。一方面是环境中的高温、辐射、光解和化学物质等引起的外源性自由基，另一方面是体内各种代谢反应产生的内源性自由基，后者才是人体自由基的主要来源。自由基高度活化不稳定，容易与生物大分子反应从而破坏细胞膜结构与细胞膜的功能，使蛋白质发生交联、变性和失活，引起 DNA 断裂，交联和碱基切除等 DNA 损伤。老年斑就是自由基破坏细胞的证据。

（3）端粒钟学说认为端粒随细胞分裂不断缩短为衰老的主要原因。端粒 DNA 是由串联重复序列组成，DNA 复制时端粒因为不能被 DNA 聚合酶完全复制而缩短。成人干细胞端粒长度随年龄增长而下降，干细胞体外培养也随分裂次数的增加而下降。端粒钟学说认为随细胞不断分裂，染色体末端的端粒会逐渐缩短，当缩短到一定程度时，细胞增殖停止，细胞发生衰老。

（4）细胞代谢废物累积可引起细胞衰老。该学说认为由于细胞功能下降，细胞一方面不能将代谢废物及时排出细胞外，另一方面又不能将其降解与消化，会导致代谢废物越积越多，在细胞中占据空间越来越大，影响细胞代谢废物的运输，妨碍细胞正常生理功能，因此引起细胞衰老。

4. 什么是细胞凋亡，细胞凋亡的形态学特征有哪些?

细胞凋亡是在特定信号诱导下，细胞内的死亡级联反应被触发所致的生理或者病理性的主动死亡过程。

（1）细胞核的变化：DNA 断裂成核小体片段，并向异染色质区聚集，浓缩成染色质块，细胞核呈新月、花瓣等形态，核膜断裂。

（2）细胞质的变化：细胞质发生明显浓缩，线粒体膨大，出现空泡，内质网膨大、包裹细胞内容物，细胞骨架变得致密紊乱。

（3）细胞膜的变化：微绒毛、细胞突起及细胞连接等逐渐消失，细胞膜起泡但仍完整，细胞膜内侧的磷脂酰丝氨酸从膜内侧翻转到膜外表面，暴露于细胞外环境中，可能与凋亡细胞的清除有关。

（4）凋亡小体的形成：凋亡小体有三种形成方式。①出芽脱落机制：细胞膜包裹细胞质、细胞器、核碎片等，通过出芽或起泡，形成凋亡小体。②分隔机制：细胞内的内质网分隔细胞质区，与细胞膜一起包裹胞内物，形成凋亡小体。③自噬体形成机制：细胞内线粒体等细胞器及其他细胞质成分一同被内质网包裹成自噬体，与细胞膜融合排出细胞外，形成凋亡小体。也有的细胞凋亡时，仅仅核固缩、细胞质浓缩形成致密结构，也称凋亡小体。

5. 线粒体在细胞凋亡中扮演什么角色，有哪些作用?

线粒体途径在细胞凋亡过程中是一条非常重要的途径。细胞凋亡时，线粒体发生一系列显著变化：

（1）线粒体呼吸链受损，能量代谢遭到破坏，细胞死亡。

（2）线粒体释放细胞色素 c（cytc）是凋亡所需的胱天蛋白酶家族的激活物。

（3）线粒体是细胞产生活性氧类物质 ROS 的主要来源，ROS 是细胞凋亡的信使分子和效应分子，凋亡时线粒体生成更多 ROS。

（4）线粒体的通透性转换孔的通透性增高，是凋亡早期的决定性变化。通透性转换孔是线粒体内、外膜接触部位协同构成的通道，其开放可导致呼吸链解偶联，cytc 可通过开放的通透性转换孔进入细胞质触发胱天蛋白酶家族的级联反应。通透性转换孔开放酶的抑制剂能够阻断细胞凋亡的发生。

第十七章　干细胞与组织的维持和再生（略）

未列入教学计划，复习题略。

第十八章　细胞工程（略）

未列入教学计划，复习题略。

参 考 文 献

蔡绍京，霍正浩. 2012. 医学细胞生物学（案例版）. 北京：科学出版社
陈誉华，陈志南. 2018. 医学细胞生物学. 6 版. 北京：人民卫生出版社
党洁，钟慧军. 2013. 医学细胞生物学实验指导. 北京：科学出版社
景晓红. 2015. 医学细胞生物学. 西安：世界图书出版公司
罗深秋. 2012. 医学细胞生物学实验指导及复习思考题. 北京：科学出版社
王波. 2018. 医学细胞生物学实验指导及习题集. 广州：中山大学出版社
易岚，李国庆. 2016. 医学细胞生物学实验. 北京：科学出版社